성공적인
다이어트를
위한

위고비
GLP-1

사 용 설 명 서

일러두기

1 이 책은 GLP-1 약물 관련 최신 논문, 국내외 참고도서, 비만 클리닉 의사 인터뷰, 해당 제약사가 제공하는 공식 제품 설명서와 안내문, 그리고 저자의 임상 경험을 바탕으로 집필했습니다.

2 본문에서 제시한 정보는 참고용입니다. 의료 상황과 체질은 사람마다 다르므로 GLP-1 약물의 선택·용량 조정·부작용 관리와 식단·운동 강도 결정은 반드시 담당 의사와 상의하시고, 책의 내용을 그대로 적용하기보다 개인별 건강 상태와 목표에 맞춘 전문가 진료·상담을 우선하시기 바랍니다.

3 이 책의 정보는 교육·학습 목적이며, 법적·의료적 책임 소재를 발생시키지 않습니다. 모든 선택과 실천은 독자 여러분의 신중한 판단과 책임 아래 이루어져야 함을 덧붙여 안내드립니다.

4 약물의 가격을 포함한 본문 일부 정보는 변동될 수 있습니다. 본문 표기는 발행일 시점을 기준으로 작성했습니다.

5 상표명은 처음 등장하거나 용어 설명 등 꼭 필요하다고 판단되는 경우에만 ® 표기를 붙입니다. 본문·주·참고문헌에서는 가독성을 위해 원칙적으로 생략합니다.

6 국내 참고문헌의 단행본은 『 』, 논문·보고서는 「 」, 신문·잡지·저널은 《 》, 방송·영화는 〈 〉, 기사는 " "로 구분합니다. 국외 참고문헌은 단행본·저널명은 이탤릭체, 논문·보고서 제목은 ' '로 표기하며, 신문·기사 표기는 국내와 동일합니다.

성공적인
다이어트를
위한

위고비

GLP-1

―――――――――――

사 용 설 명 서

이선민 지음

히포크
라테스

들어가는 글

펩타이드가 바꾼 세상

비만 분야에서 언젠가부터 새로운 뉴스가 계속 눈길을 끕니다. 보통 일론 머스크, 오프라 윈프리, 우피 골드버그 등 유명인이 홀쭉한 모습으로 나타나 "그동안 위고비를 사용했어요"라고 자랑스레 고백하는 내용이죠. 그러면 뉴스는 이 새로운 펩타이드를 소개하며 열광합니다. 무슨 신인 아이돌 그룹 같은, 처음 듣는 약 이름들도 우리를 당황스럽게 만듭니다. 위고비, 빅토자, 삭센다, 젭바운드, 마운자로….

이러다가 비아그라나 챗GPT, 양자 컴퓨터가 세상에 처음 소개될 때처럼 나만 모르는 신기술을 또 놓치는 것은 아닌지 걱정될 정도입니다. 어쨌든 어느 날 갑자기 우리 앞에 나타난 이 펩타이드는 그냥 지나치고 넘길, 그저 그런 신약이 아닌 것은 분명합니다. 이러한 신약이 유명인의 체형이나 뉴스의 유행만 바꾼 것이 아니기 때문입니다. '위고비류'의 펩타이드는 지금까지 존재하던 비만이나 당뇨병 치료의 기본 틀도 바꾸었고, 위장 호르몬의 역할에 대한 개념과 기대도 바꾸었으며, 심지어 한 나라(덴마크)의 경제까지 탈바꿈시켰습니다.

예를 들어 위고비를 개발한 노보 노디스크 제약회사 덕분에, 2023년 독일과 프랑스가 0%대의 GDP 성장을 할 때 덴마크는 1.8% 성장률을 기록했습니다. 위고비의 성공으로 노보 노디스크는 어마어마한 성과를 거둬 2024년에는 유럽에서 시가총액이 가장 큰 회사가 되었을 정도죠. 훌륭한 비만 치료제 하나를 개발하더니, 지금까지 열심히 반도체를 생산했던 삼성보다 큰 회사가 되어버린 셈입니다. 그동안 산업 분야에서 레고 말고는 크게 내세울 것이 없던 덴마크인들은 그야말로 신이 났습니다. 그만큼 세상에 큰 변화와 관심을 불러일으킨 약이라는 뜻이니, 이 녀석들이 누군지 알아보고 싶은 마음이 뿜뿜 일어나지 않습니까?

장 호르몬 시대의 개막

앞서 열거한 위고비와 오젬픽, 마운자로 같은 약들은 모두 GLP-1이라는 장 호르몬에 기반을 두고 있습니다. 생소하지만 이 'GLP-1'이라는 단어를 기억해 둡시다. 이 모든 약이 세상에 나오게 된 이유이기 때문입니다. 그래서 매년 GLP-1을 포함한 장 호르몬 관련 논문이 수천 편씩 쏟아지고 있습니다. 마치 제약회사나 내분비학을 연구하는 학자나 의사들이 전부 장 호르몬에 달라붙어 있는 기분이 들 정도입니다.

하지만 제가 예전 대학교에서 인간의 호르몬을 공부할 때, 장 쪽의 분위기는 이렇지 않았습니다. 장을 제외한 다른 쪽, 예를 들어 뇌하수체나 갑상선, 부신, 난소나 고환 등 다른 장기에서 나오는 호르몬은 밝혀진 것도 많고 이름과 경로, 상호작용이 복잡하기 이를 데 없었습니다. 그러다가 장 쪽에 오면 세크레틴이나 가스트린 등 몇몇 장 호르몬의 이름만 확인하면 끝이었습니다. 얼마나 상쾌했던 챕터였는지 모릅니다.

이제 그런 좋은 시절은 끝이 났습니다. 장은 그저 '먹고 싸기'를 달성하기 위해 기다란 파이프처럼 입구와 출구만 있는 간단한 장기가 아니었습니다. 새롭게 GLP-1과 GIP가 발견되고 PYY, 그렐린 등 기타 호르몬이 밝혀졌으며, 이들 호르몬이 장에서만 작용하는 것이 아니라 수용체의 위치에 따라

뇌, 췌장, 심혈관계, 간, 지방조직과 근육에도 작용한다는 것이 알려졌습니다. 정교하고 복잡한 장 호르몬의 작용과 전체 신진대사의 변화 체계가 속속 밝혀지는 중이며, 그러한 발견에 따라 대사질환에 새로운 대전환을 불러올 신약이 속속 개발되는 중입니다. 쉽게 말해서 장은 이제 연구자들과 제약회사들의 새로운 전쟁터가 되었습니다.

실용서가 필요하다

이 전쟁터에서 위고비 등 GLP-1 제제는 비만과 당뇨 같은 대사질환 치료의 새로운 무기가 되었습니다. 그동안의 비만 치료제로 체중을 기껏해야 5~10kg 정도 뺄 수 있었다면, GLP-1 약물을 사용했을 경우 15~20kg 정도는 손쉽게 뺄 수 있습니다. 더 이상 〈체중이 ○○kg 이상 줄지 않으면 환불해 드립니다〉 같은 광고는 필요 없어졌습니다. 오히려 GLP-1 약물의 사용으로 너무 많은 체중이 감소하는 문제가 발생했습니다. 급격하게 지방이 빠지는 바람에 피부가 채 적응하지 못해 얼굴의 주름골이 깊게 드러나는 '오젬픽 페이스 ozempic face'라는 신조어가 등장할 정도였으니까요.

지금까지는 비만 클리닉 원장님들이 '어떻게 하면 고객의 살을 더 빼줄 수 있을까' 고민하던 시대였다면, 이제는 '어떻게 하면 부작용이나 근육 손실 없이 안전하게 체중을 빼줄 수 있을까' 고민하는 시대로 바뀌었습니다.

게다가 GLP-1 약물은 비만 치료에만 효과가 있는 약이 아닙니다. 원래 당뇨약으로 개발되었던 만큼 당뇨를 엄청나게 호전시킬 뿐만 아니라 심혈관질환, 고지혈증, 지방간에도 도움을 주고 치매, 노화까지 지연한다는 연구 결과도 나오고 있습니다. 그래서 만성 질환을 다루는 내과 선생님들과 신경과 선생님들도 이러한 약들의 소식에 귀를 쫑긋 세우고 있답니다.

이처럼 다재다능한 약의 기원과 개발 역사, 생리학, 부작용에 대한 걱정("선생님, 그거 무서운 약 아닌가요?"), 약물에 대한 근거 없는 믿음·오해, 그리고 실제적인 사용법을 다뤄야 할 필요성에 답한 것이 바로 이 책입니다.

1부는 GLP-1을 소개하기 위해 상대적으로 전문적인 내용을 다뤘고, 2부는 당장 내일 위고비 주사를 사용하려는 사람을 기준으로 필요한 내용을 적었으며, 3부는 앞으로 기대할 소식들을 담았습니다. 그리고 마지막으로 Q&A를 통해 실사용자의 궁금증을 풀고자 노력했습니다.

'호르몬 다이어트' 시대에 들어선 지금, 이 책이 여러분의 GLP-1 약물 사용에 대한 완벽한 안내서가 되기를 기대합니다.

용어 설명

GLP-1

Glucagon-Like Peptide-1. 우리 몸의 소장 L세포에서 분비되는 호르몬입니다. 인슐린 분비를 촉진하고 식욕을 감소시키며 위 배출을 늦춥니다. 주로 식사 후 분비되어 혈당을 낮추는 역할을 합니다.

GLP-1 RA

GLP-1 Receptor Agonist. GLP-1 호르몬을 바탕으로 개발한 'GLP-1 수용체 작용제'입니다. 천연 GLP-1 호르몬은 1~2분 후 곧바로 분해되지만, 이렇게 만든 약물은 반감기가 거의 5~6일에 이를 정도로 깁니다. GLP-1과 같은 효과를 냅니다. 위고비, 삭센다, 오젬픽, 젭바운드, 마운자로 등이 전부 여기에 해당합니다.

GLP-2

Glucagon-Like Peptide-2. GLP-1과 기원이 같고 비슷한 분자구조를 가지는 호르몬입니다. 하지만 인슐린 분비를 자극하지는 않습니다. 장점막 상피세포의 성장을 촉진하고, 장 흡수력을 향상하며, 약하긴 하지만 위 배출 지연에도 관여합니다.

GIP

Glucose-dependent Insulinotropic Polypeptide. 소장 K세포에서 분비되는 호르몬. GLP-1처럼 인슐린 분비를 촉진하나, 저혈당이 오면 글루카곤 분비도 촉진합니다. GLP-1 보다 위 배출 지연 효과나 식욕 저하 효과는 미미합니다. 다만 이중 호르몬 제제로 사용하면 효과가 좋습니다.

인크레틴

Incretin. 식사 후 혈당 조절에 관여하는 호르몬의 집합입니다. 실제 호르몬이 발견되기 전에 과학자들은 그 존재를 예견했습니다. 대표적으로 GLP-1과 GIP가 해당됩니다.

글루카곤

Glucagon. 췌장의 알파α세포에서 분비되는 호르몬으로 주로 혈당 상승을 촉진합니다. 간에서 글리코겐을 분해하여 혈당을 높입니다.

인슐린

Insulin. 췌장의 베타β세포에서 분비되는 호르몬으로 혈당을 낮추는 역할을 합니다. 간이나 근육, 지방세포에 작용해 포도당을 세포 안으로 흡수시켜 혈당을 내립니다. 간에서는 포도당을 글리코겐으로 저장합니다.

펩타이드

Peptide. 아미노산이 2개 이상 연결된 짧은 단백질입니다. 보통 아미노산이 50개 이하이면 펩타이드라 부르고, 그 이상이면 단백질이라고 부릅니다. GLP-1 약물은 펩타이드 형태이므로 이 책에서 '펩타이드'는 주로 GLP-1 약물을 일컫습니다.

성분명

Generic name. 약의 성분을 통칭하는 표준 명칭입니다. 제약회사들이 공통으로 사용합니다. 따라서 성분명은 오직 하나이고, 상품명은 회사가 각각 정하므로 아주 많습니다.

상품명

Brand name. 약의 성분을 바탕으로 각 회사가 상표 등록한 제품의 명칭입니다. 예를 들어 해열제로 유명한 '아세트아미노펜'은 성분명이고, 이 성분을 사용해 얀센이 만든 타이레놀®, 삼진제약의 펜잘®, 동아제약의 써스펜®은 상품명입니다. 상품명은 보통 등록 상표임을 뜻하는 ®을 붙여서 표시합니다.

삭센다

Saxenda®. GLP-1 약물로는 최초로 비만치료용 FDA 승인을 받은 약입니다. 삭센다는 상품명이고 리라글루타이드 liraglutide가 성분명입니다. 하루 1회 맞는 주사이며 평균 체중 감량 8~10%를 자랑합니다.

위고비

Wegovy®. 성분명은 세마글루타이드semaglutide입니다. 위고비는 상품명이고 비만약으로 승인받았습니다. 주 1회 주사하는 약이고 평균 체중 감량은 15%를 보입니다. 세마글루타이드는 이 책에서 가장 자주 볼 수 있는 주인공(위고비)의 본명입니다. 이것도 기억해 둡시다.

오젬픽

Ozempic®. 위고비와 같은 세마글루타이드 성분으로서 제2형 당뇨병 치료제로 승인받은 이름이 오젬픽입니다. 위고비의 쌍둥이 형제라고 할 수 있습니다. 역시 주 1회 주사하는 약입니다.

마운자로

Mounjaro®. 성분은 터제파타이드tirzepatide이고 GLP-1과 GIP가 들어 있는 이중 호르몬제입니다. 당뇨약으로 나온 상품명이 마운자로입니다. 주 1회 투여합니다.

젭바운드

Zepbound®. 성분은 터제파타이드tirzepatide이고 GLP-1과 GIP가 들어 있는 이중 호르몬제입니다. 마운자로와 같은 성분이지만 비만약으로 나온 상품명이 젭바운드입니다. 둘은 쌍둥이 형제라고 할 수 있죠. 주 1회 투여하며 연구에서 평균 20%의 체중 감량 효과를 보여주었습니다.

BMI

체질량지수Body Mass Index의 약자입니다. 신체의 비만도를 평가하는 간단한 지표입니다. 체지방량과 지방 분포는 고려하지 않아 정확도는 떨어지지만 간편성 때문에 널리 사용됩니다. 체중kg을 키m의 제곱으로 나눈 값입니다. 예를 들어 키 160cm, 체중 65kg이면 BMI = 65kg ÷ (1.6m)^2 = 25.4입니다. 보통 BMI를 기준으로 위고비 등을 처방합니다.

차 례

들어가는 글 • 004
용어 설명 • 010

GLP-1, 넌 누구냐

01 GLP-1에 익숙해지기 • 022
02 살과의 전쟁, 약의 진화 • 032
03 GLP-1의 상품화 과정 • 040
04 GLP-1 약물의 질환별 작용 효과 • 049
05 비만과 GLP-1 • 059
06 위고비, 내 몸은 왜 말을 안 들을까? • 074

GLP-1의 실제 사용

07 GLP-1 주사, 실제 내 뱃살에 놓아보자! • 086
08 GLP-1 약물의 부작용 • 098
09 부작용 아닌 부작용들 • 108

10 약을 끊자마자 시작되는 요요 전쟁 • 117
11 생활습관 교정과 운동의 필요성 • 121
12 무엇을 얼마나 먹을 것인가? • 131
13 GLP-1 약물 사용 시 실제 운동 방법 • 144

3

GLP-1 약물의 미래

14 끝없는 진화, 차세대 GLP-1 • 154
15 대사를 넘어 전신으로, GLP-1 멀티 이펙트 • 158

차례

GLP-1 핫라인:
핵심 Q&A

164

01 GLP-1 약물이 요즘 정말 인기인가요?
02 체중 조절을 시작하려면 어떤 약부터 써야 하나요?
03 심하게 비만은 아닌데도 위고비를 써도 될까요?
04 위고비를 반값으로 맞을 수 있다던데, 방법이 뭔가요?
05 약을 쓰면 체중이 바로 빠지나요?
06 시작하면 약을 얼마나 오래 써야 하나요?
07 실제로는 몇 퍼센트가 약을 중단하나요?
08 부작용이 정말 심각한가요?
09 메스꺼움을 줄일 방법이 있을까요?
10 위고비나 삭센다를 피해야 하는 사람도 있나요?
11 함께 복용해선 안 되는 약이 있나요?
12 임신이니 수유 중에도 사용할 수 있나요?
13 주사를 깜빡했는데 하루나 이틀 늦게 맞아도 괜찮을까요?
14 다낭성난소증후군이 있는데 GLP-1 약을 써도 될까요?
15 위고비를 맞고 나서 트림이 잦은데 해결책이 있나요?
16 피로가 심한데 어떻게 해야 하나요?
17 위고비 후 변비가 생겼어요. 어떻게 해결하죠?

18 오젬픽 페이스를 예방하려면 어떻게 해야 하나요?
19 체중 감량, 기록하면 더 잘 빠질까요?

나가는 글 • **186**

감사의 글 • **190**

참고문헌 • **194**

GLP-1, 넌 누구냐

GLP-1에
익숙해지기

01

GLP-1 RA 뜯어보기

최근 대단한 체중 감량 효과로 대중의 이목을 끌고 있는 위고비(당뇨 치료용은 오젬픽), 삭센다, 젭바운드(당뇨 치료용은 마운자로) 같은 약들은 모두 '글루카곤유사펩타이드-1 수용체 작용제glucagon-like peptide-1 receptor agonist, GLP-1 RA'입니다. GLP-1은 장 호르몬의 일종입니다. GLP-1 RA는 그 장 호르몬과 비슷하게 작용하는 약이라는 뜻이죠.

뭐든지 약자로 된 글자들은 잘 풀어보면 실체를 파악하기가 편한 경우가 많습니다. 당연히 아는 척하기도 좋죠. 그러므로 이 책의 주인공인 GLP-1 RA에서 글루카곤은 뭐고,

유사하다는 말은 무슨 뜻이며, 펩타이드는 뭐고, 또 -1이면 -2도 있는 것인지, 그리고 수용체 작용제는 무엇인지 차근차근 뜯어보는 것으로 첫걸음을 내디뎌 봅시다.

글루카곤

글루카곤은 인슐린과는 반대로 작용하는 혈당 조절 호르몬입니다. 두 호르몬은 둘 다 췌장의 랑게르한스섬에서 나오는데 알파(α)세포에서는 글루카곤이, 베타(β)세포에서는 인슐린이 분비됩니다. 글루카곤은 주로 간에서 포도당을 생성하도록 자극해 식사 사이에 혈당을 유지합니다. 인슐린은 글루카곤과 반대로 포도당과 아미노산을 근육 세포로 보내 저장하고, 지방세포에 지방을 저장해 혈당을 낮추는 역할을 합니다.

글루카곤이 창고에서 곡식을 빼내 쓰는 베짱이라면, 인슐린은 에너지를 차곡차곡 쌓아두려는 개미라고 할 수 있습니다. 또는 글루카곤 아빠가 저축한 돈을 써가며 배부른(혈당 높은) 삶에 집중한다고 치면, 인슐린 엄마는 돈을 저축하며 배고픈(혈당 낮은) 삶을 선택한다고 비유할 수도 있습니다. 어쨌든 하나만 기억하면 됩니다. 글루카곤은 혈당을 높이고 인슐린은 혈당을 낮춥니다.

글루카곤 유사(닮았다)

장 호르몬인 GLP-1이 앞에 말한 글루카곤과 생긴 모양이 비슷하다는 뜻입니다. 글루카곤은 29개의 아미노산으로 이루어져 있는데, GLP-1은 30개로 이루어져 있습니다. 모양이 비슷한 이유는 둘 다 같은 유전자에서 만들어진 전구체 단백질인 프로글루카곤proglucagon에서 유래했기 때문입니다. 어디에서 절단되느냐에 따라 췌장 알파세포에서 잘리면 글루카곤이 되고, 장의 L-세포 등에서 잘리면 GLP-1이나 GLP-2가 됩니다. 두 결과물인 글루카곤과 GLP-1·2의 생긴 모양은 비슷하지만 기능은 다르게 작용합니다.

펩타이드

이 호르몬 물질이 펩타이드라는 뜻입니다. 펩타이드란 2개 이상의 아미노산이 펩타이드 화학 결합peptide bond으로 연결된 짧은 사슬을 말합니다. 보통 아미노산이 50개 이하이면 펩타이드, 그 이상이면 단백질이라고 부르죠.

대표적인 펩타이드로는 29개의 아미노산으로 이루어진 글루카곤, 30개인 GLP-1, 9개인 옥시토신, 51개인 인슐린 등이 있습니다. 이러한 펩타이드를 입으로 섭취하면 위에서 위산에 의해 바로 분해되어 아미노산으로 조각납니다. 그냥 영양분일 뿐, 약효를 내는 작용은 하지 못합니다. 그래서 펩타이드의 일종인 인슐린이 주사제로 개발되었듯이 최초의 GLP-1 약물도 주사제로 개발되었습니다.

제약회사가 주목하는 '-1'

'-1'은 글루카곤을 닮은 펩타이드 중 첫 번째 호르몬이라는 뜻입니다. GLP-1이 있듯이 GLP-2도 있습니다. 둘 다 같은 전구체에서 시작해 장의 L세포에서 분비되긴 하지만 GLP-1과 달리 GLP-2는 인슐린 분비를 자극하지는 않습니다. 인슐린 분비 유발 작용은 혈당을 떨어뜨리고 체중을 줄일 수 있으므로 여러모로 쓸모가 많은 능력인데, GLP-2는 그저 장점막 상피세포의 성장을 촉진하고, 장 흡수력을 향상하며, 약한 정도로 위 배출 지연에 관여할 뿐입니다.

그래서 GLP-1 유도체 약물로 유명한 세마글루타이드, 둘라글루타이드, 리라글루타이드 등 여러 약물이 개발된 것에 비해, GLP-2 유도체는 단장 증후군 치료제로서 테두글루타이드가 사용되는 것이 전부입니다. 참고로 단장증후군 **Short Bowel Syndrome, SBS**은 장이 수술이나 질병으로 짧아져 흡수에 문제가 생기는 병입니다. GLP-2는 장 흡수력을 올리고 천천히 음식이 내려오도록 만드는 역할을 하므로 이러한 병의 증상 개선에 도움을 줄 수 있지만 그게 거의 전부입니다.

결국 GLP-1에만 있는 인슐린 분비 자극 작용이 과학자들 사이에서 인기의 차이를 가른 셈입니다. 인슐린은 칼로리와 관계된 대사에 작용하므로 당뇨, 비만, 심장 질환 등 건강이나 제약 산업의 중요한(돈이 되는!) 분야와 밀접한 연관이 있기 때문이죠. 과학자들을 아이돌에 열광하는 K-팝 팬이라고 가정한다면 GLP-1에는 거의 BTS급으로 열광한다고 할 수 있습니다. 상대적으로 GLP-2는 대사 작용이나 식욕과는 무관하므로 연예인의 조금 잘생긴 일반인 동생 취급을 당하며 관심 밖으로 밀려 있습니다.

수용체 작용제(receptor agonist, RA)

호르몬의 수용체에 붙어 비슷한 효과를 내는 약이라는 뜻입니다. 장 호르몬인 GLP-1이 작용하려면 GLP-1 수용체에 달라붙어야 합니다. GLP-1 수용체는 장이나 뇌, 심장 등 우리 몸 여러 곳에 있습니다. 이러한 장기에 가서 온갖 좋은 작용을 하는 GLP-1이지만, 안타깝게도 천연적으로 분비되는 이 장 호르몬의 체내 반감기는 약 1~2분에 불과합니다. GLP-1을 약으로 만들어 몸속에 넣어줘도 금방 분해되어 버린다는 뜻이죠. 약으로는 낙제점입니다.

그래서 과학자들은 GLP-1과 비슷한 모습이지만 지방산을 붙여 꼬리를 늘린다든지, 비천연 아미노산을 집어넣어 분해가 되지 않게 한다든지 하는 방법으로 반감기를 엄청나게 늘린 GLP-1 수용체 작용제RA를 개발했습니다. 현재 GLP-1 RA는 주 1회 맞는 약이 대세이지만, 마리타이드maritide나 에프페글레나타이드efpeglenatide처럼 월 1회 맞는 약도 임상 단계에 있습니다.

이러한 GLP-1 RA는 오래 살아남아 GLP-1 수용체에 달라붙어 마치 자연산 GLP-1처럼 작용합니다. 조금만 일해도 쉬거나 힘들다고 흩어지는 자연산 'GLP-1' 노동자 대신, 배터리가 떨어질 때까지 작업대를 떠날 줄 모르는 인간이 만든 'GLP-1 RA' 로봇이 개발된 셈입니다.

장腸의 숨은 지휘자, 인크레틴

자, 어려운 단어 하나 더 나옵니다. GLP-1은 통상 인크레틴incretin이라고도 불립니다. 영어 두문자頭文字 약자로 이루어진 GLP-1 같은 난어는 외우거나 뜻을 곧바로 유추하기 어렵기 때문에, 학자들도 혈당 조절 관련 장 호르몬을 말할 때는 보편적으로 인크레틴이란 단어를 많이 사용합니다. 인크레틴의 정의는 생리학적 상황에서 장에서 분비되어 췌장의 베타세포를 자극해 인슐린 분비를 증가시키는 호르몬입니다. 지금까지 알려진 인크레틴으로는 GLP-1과 GIP가 있습니다. 장에서는 이 두 가지 호르몬 말고도 PYY나 그렐린처럼 여러 호르몬이 분비되지만, 그들 중 인슐린 분비를 자극하는 호르몬은 GLP-1과 GIP 두 가지가 유일합니다.

인크레틴의 발견

재미있게도 인크레틴이라는 이름은, 나중에 어느 호르몬 물질을 발견해 최종적으로 GLP-1이라는 명칭을 붙이기 전에 먼저 그 존재가 예언되었습니다. 마치 아인슈타인이 블랙홀의 존재를 일반 상대성 이론으로 예언한 뒤 100년이 지나 블랙홀 촬영에 성공한 것과 비슷합니다. 그 과정을 살펴보겠습니다.

오래전부터 과학자들은 인간의 장에서도 호르몬이 나올 것이라 기대하며 연구를 거듭했습니다. 1902년 베이리스Bayliss와 스탈링Starling은 장점막에서 세크레틴이라는 호르몬을 분리하는 데 성공합니다. 스탈링은 몇 년 뒤, 어떤 장호르몬이 존재해 췌장의 분비를 촉진하는 것이라 추측했습니다. 그 후 과학자들이 1921년 인슐린 분리에 성공했고, 1930년 라 바레La Barre와 스틸Still은 개의 소장 상부 점막을 채취해 조직 추출물을 만든 뒤 다른 개에게 투여했을 때, 췌장 외분비에는 영향을 미치지 않으면서 혈당이 낮아지는 것을 발견했습니다. 이는 장에서 인슐린 분비를 촉진하는 내분비 장 호르몬이 분비된다는 증거였습니다. 1932년 라 바레는 그러한 물질에 인크레틴이란 단어를 최초로 사용합니다.

또한 1964년 미국의 엘릭Elrick과 맥킨타이어McIntyre는 경구로 포도당을 섭취했을 때가 정맥 주사로 주입했을 때보다 인슐린 분비가 더 많다는 실험 결과를 발표하며, 인크레틴 효과incretin effect를 실험적으로 증명했습니다.

이처럼 존재를 예측하고 이름은 붙여 놓았지만, 과학자들은 수십 년 동안 실제 인크레틴을 발견하진 못했습니다. 그러다가 1960년대 방사면역검정법RIA이 도입돼 물질 동정 기술이 비약적으로 발전했고, 마침내 1971년 존 C. 브라운John C. Brown이 GIP를 발견합니다. 몇 년 뒤 그 물질이 그토록 찾던 인크레틴임을 확인하게 되죠. 뒤이어 1983년 그레임 벨Graeme Bell이 GLP-1을 발견하고, 마찬가지로 몇 년 뒤 이 물질도 인크레틴의 하나로 확인됩니다.

과연 인크레틴은 두 가지뿐일까?

아직 장 호르몬의 작용이 완전히 밝혀지지 않아 이런 질문이 제기되고 있습니다. 현재까지 '인슐린 분비를 촉진하는 장 호르몬'이라는 인크레틴의 정의에 맞는 것은 GLP-1과 GIP뿐입니다. 하지만 최근 과학자들은 췌장섬 세포의 세포막에 있는 장 호르몬 수용체를 조사한 결과, 상당수의 장 호르몬이 췌장 호르몬 분비에 직접 영향을 미친다는 것을 발견했습니다. 예를 들어 가스트린은 포도당 자극에 의한 인슐린 분비를 크게 증가시키고, 때로 글루카곤 분비도 증가시킵니다.

제닌xenin 같은 새로운 호르몬도 인크레틴 활성을 보여주며 주의를 끌고 있습니다.[1] 인크레틴의 범위가 칼로 무 자르듯 명확한 것은 아니라는 뜻이죠.

게다가 지금까지 연구는 호르몬 간 기능적 중복이 없는 '단일 호르몬 – 단일 표적' 개념에 근거해 이해되어 왔습니다. 예를 들어 '콜레시스토키닌은 담낭을 비우고, GIP는 위장관 배출을 억제하고, 모틸린은 장 운동성에 관여한다'처럼 각각의 호르몬에 정확하게 역할을 지정하는 식이었습니다. 그러나 각 호르몬 체계는 위장관 안팎에 여러 표적을 지니며, 서로 다른 호르몬이 자극·억제 신호로 상승 작용을 일으켜 동일한 장기와 세포를 동시에 표적으로 삼을 수도 있습니다. 더욱이 동일한 장 내분비 세포가 두 개 이상의 서로 다른 호르몬 유전자를 발현하기도 합니다.

이러한 점을 고려한다면, 인체의 인크레틴 활성을 GLP-1과 GIP 두 가지가 모두 책임진다고 단정하는 것은 문제가 있어 보입니다. 무엇인가 아직 모르는 기전이 장 호르몬 간에 작용하는 것이 분명합니다. 뒤의 14장의 신약 개발 상황에서 살펴보겠지만, 제약회사들이 여러 장 호르몬 복합체 약물을 이것저것 조합해 보며 새로운 상호작용 효과를 발견하려 경쟁적으로 실험에 나서는 것도 바로 이 이유 때문입니다.

살과의 전쟁,
약의 진화

02

 과체중 인구와 비만 인구의 급격한 증가는 비교적 최근의 일이지만, 인류가 자신의 '과도한' 체중에 걱정과 불만을 품기 시작한 것은 수천 년 전으로 거슬러 올라갑니다. 고대 그리스의 히포크라테스는 "과도한 음식이 병을 낳는다"라고 했으며, 스파르타인들은 뚱뚱한 남자를 배척했고, 로마 시대에는 과도하게 살찌는 것을 도덕적 타락으로 연결하기도 했습니다. 고대에는 비만의 초기 치료법으로 식초나 허브, 미네랄과 같은 성분에 의존하는 경우가 많았습니다.

비만 치료제의 굴곡진 여정

최초의 비만 치료 '약물'

단순한 체형 불만을 넘어 음식 섭취나 운동 요법 외에 적극적으로 '약물'을 통해 비만 문제를 해결해 보려는 노력은 대략 1500년대부터 시작되었습니다. 예를 들어 당시 의사들의 비만 치료 약물 목록에는 니코틴이나 사과 식초 등이 있었고, 갈레노스의 네 가지 체액 이론에 따른 방혈放血 요법도 여전히 사용되었습니다. 18세기에는 완하제, 이뇨제, 심지어 약용 비누 같은 것도 권장되었습니다. 완하제와 이뇨제는 지금도 비공식적으로 체중을 줄일 목적으로 사용되긴 합니다. 하지만 비누는 약알칼리성이긴 해도 섭취하면 구토·복통·설사를 유발하므로 먹으면 안 되는 물질입니다. 실제 17~18세기에는 비누 알약 soap pills을 완하제로 사용했는데, 복용하면 구토와 설사를 하니 당연히 체중이 빠졌겠지만 줄어든 것은 지방이 아니라 대부분 체액이었던 어처구니없는 치료였습니다.

죽음의 다이어트약 DNP(2,4-디니트로페놀)

DNP는 폭발물·살충제·제초제로 쓰이는 물질인데, 우연한 사고로 이것이 체중에 영향을 준다는 사실이 밝혀졌습니다. 1918년 프랑스 TNT 공장 노동자들이 DNP 관련 작업을 하다 체중이 감소하고 사망하는 일이 발생했습니다.[2] 연구 결과 DNP가 인체의 신진대사율을 최대 50%까지 높이는 것으로 나타났습니다. 대사율 50% 증가는 체온을 때로 44℃까지 끌어올릴 수 있는 수준입니다. 결과적으로 체중이 급격히 줄었고, 갑상선 추출물과 병행하면 효과는 더욱 커졌습니다. 문제는 치료 용량과 치사량이 매우 가깝다는 점이었습니다. 독성 부작용과 사망 사고로 DNP는 얼마 안 가 인간에게 사용이 금지되었습니다.

1980년대 미국의 한 의사가 규제의 빈틈을 타 비만 치료에 DNP를 사용했고, 수만 명을 치료하다 과다 복용 사망자가 발생해 결국 징역형을 받았습니다. 그러나 보디빌딩계와 피트니스 업계는 심박수·근손실 증가 없이 지방을 줄인다는 이유만으로 DNP에 주목했고, 오늘날도 일부 불법 웹사이트에서 은밀히 거래되고 있습니다.

암페타민

1930년대 암페타민은 '벤제드린 흡입제 Benzedrine inhaler'라는 이름으로 미국에서 출시되었습니다. 원래는 천식·코막힘

치료제였지만 각성, 피로 감소, 식욕 억제 효과가 주목받았습니다. 1940년대에는 의사의 처방 없이도 약국에서 살 수 있어 폭발적으로 소비됐으나, 중독·불면증·환각 같은 부작용이 급증하자 1970년 미국은 암페타민을 규제 약물로 분류했습니다. 이후 암페타민은 일반적인 다이어트약 대신 ADHD 치료 등에만 제한적으로 사용되고 있습니다.

식욕억제제

식욕억제제는 음식 섭취량을 줄이는 여러 약물을 통칭합니다. 대표적으로 펜터민 phentermine 이 있습니다. 펜터민은 노르에피네프린 방출을 증가시켜 식욕을 억제하지만, 오래 복용하면 의존 가능성이 있습니다. 펜터민을 이름이 비슷한 마약 펜타닐 fentanyl 과 혼동해서는 안 됩니다.

1950년대 초 발견된 펜터민은 비교적 안전하다고 여겨져 오늘날까지 사용되고 있습니다. 하지만 1990년대 후반 세로토닌 작용 약물인 펜플루라민과 병용(펜터민 – 펜플루라민, 일명 '펜-펜')되었다가 심장 판막 질환 사례가 보고되면서 조합 처방은 금지되었습니다. 펜터민 단독 역시 심혈관계 부작용과 의존성 때문에 철저한 모니터링이 필요합니다.

신경화학 약물

뇌의 도파민·세로토닌·히스타민 수치에 작용하는 약물도 비만 치료에 쓰입니다. 시부트라민, 테소페신, 로카세린, 플루옥세틴(프로작) 등이 대표적입니다. 항우울제 부프로피온은 도파민 재흡수 억제를 통해 체중 감량과 금연을 돕고, 날트렉손과 병용한 콘트라브는 음식에 대한 즐거움을 감소시켜 섭취량을 줄입니다. 다만 이러한 약물은 식욕 조절 이외의 수용체에도 작용하므로, 각종 부작용과 잠재적 암 유발 위험이 거론되고 있습니다.

에너지 소비를 증가시키는 약물

신진대사율을 높여 열량 소모를 늘리는 약물도 있습니다. 대표적 화합물은 에페드린으로, 1970년대 후반 대사율 증가 효과가 보고됐습니다. 특히 카페인(이후 아스피린까지 추가)과 병용하는 'ECA(에페드린+카페인+아스피린) 스택'은 에너지 소비 증가·식욕 억제·각성 효과로 비만 치료 분야에서 큰 인기를 끌었습니다. 연구에서도 체중 감량 효과가 확인됐으나, 심혈관계 부담과 불면·불안을 유발할 수 있어 현재는 대부분의 국가에서 판매·용법이 제한됩니다.

국내 승인된 비만치료제

GLP-1 약물을 제외하고 현재 우리나라에서 승인·사용 중인 비만치료제를 마저 정리해 보면 그 한계를 뚜렷하게 알 수 있습니다. 지금 남아 있는 약들은 한마디로 체중 감량 효과와 부작용 사이의 타협안이라고 할 수 있습니다.

올리스타트(제니칼)

지금까지 거론한 약들이 주로 중추신경계에 작용해 식욕을 억제하거나 대사량을 조절했다면, 올리스타트는 소화 과정 자체에 집중합니다. 지방 분해 효소인 리파아제 lipase를 차단해 섭취한 지방의 약 30%를 그대로 대변으로 배출시킵니다. 이 덕분에 1년 동안 체중의 약 10%까지 감소시킨다는 보고도 있지만, 지방이 장에 남아 가스 팽만과 기름진 변을 유발하므로 쾌적한 약은 아닙니다.

펜터민/토피라마이트(큐시미아)

힘이 강한 두 약을 저용량으로 조합해 원하는 만큼의 효과만 낸다는 발상입니다. 펜터민은 교감신경을 자극해 식욕을 강하게 억제하지만 고용량에서는 혈압 상승·두근거림이 문제입니다. 항경련·편두통약인 토피라마이트도 식욕을 억제하지만 고용량에서는 기억력 저하, 우울감이 나타납니다. 낮은 용량으로 묶으면 체중 감량 효과는 상승하고 각 성분의 부작용은 줄어들며, 상호 보완 덕분에 작용 시간도 길어집니다. 평균 체중 8~12% 감량이 보고됩니다.

그럼에도 과다 복용, 정신적 부작용 위험은 여전합니다. 약을 중단할 때는 발작 위험을 피하기 위해 서서히 줄여야 합니다.

날트렉손/부프로피온(콘트라브)

'손발이 척척 맞는 부부' 같은 조합입니다. 부프로피온은 도파민·노르에피네프린 재흡수를 억제해 시상하부의 POMC 뉴런을 활성화, 식욕을 줄입니다. 동시에 β-엔도르핀 분비가 늘어나 약효를 자가억제하려는 경향이 생기는데, 날트렉손이 오피오이드 수용체를 차단해 이 자가 억제를 끊고 약효를 지속시킵니다.

콘트라브 복용 시 평균 체중 5~9% 감량이 보고되지만, 메스꺼움·두통·구토·불면이 흔하고 혈압·심박수 상승, 발작 위험 증가도 고려해야 합니다.

비만치료제의 한계

GLP-1 약물 등장 전 비만치료제의 감량 효과는 대체로 5~10%에 그쳤습니다. GLP-1 약물이 15~20% 수준을 기록하며 '목표 달성' 면에서 진보를 이뤘지만 요요 현상은 여전히 문제입니다. 모든 비만치료제는 '투약을 중단하면 체중이 다시 늡니다'. 이 현상은 GLP-1도 예외가 아니므로, 비만을 '만성 재발성 질환'으로 보고 장기 관리 전략을 세우는 것이 중요합니다.

또 비만약 부작용은 가벼이 넘기기 어렵습니다. 신경화학적·생물학적 기능 장애가 완전히 회복되지 않는 사례도 적지 않습니다. 체중 감량만 선물하고 '마법처럼 사라지는 약'은 없습니다. 오히려 늘 여러 문제를 동반합니다. 비만치료제 개발사는 결국 '효과 대 부작용'이라는 숙제를 안고 달려왔습니다.

다음 장에서는 이러한 한계를 일부 돌파한 GLP-1 약물의 개발 과정을 살펴보겠습니다.

GLP-1의
상품화 과정

03

GLP-1 약물 개발 순서

GLP-1 약물이 개발된 순서를 먼저 다음 표로 정리해 보겠습니다. 약물의 개발 순서는 대체로 작용 시간의 증가나 효과 향상의 순서이기도 합니다. 약대생이나 의대생이 아니라면 이 약들의 개발 순서를 외울 필요는 없지만 굳이 외우고자 한다면 의외로 쉽습니다. 영, 일, 이, 삼, 사(테트라) 순서를 떠올려보세요. (약 이름의 앞 글자를 따서 X, 릴, 둘, 세, 터 순서로 기억할 수 있습니다. 뒤 글자는 거의 비슷합니다.)

성분명	상품명(미국 기준)	반감기	투약
엑세나타이드	바이에타(2005)	3.3~4.0시간	하루 2회
리라글루타이드	빅토자(2010)	12.6~14.3시간	하루 1회
둘라글루타이드	트루리시티(2014)	4.7~5.5일	주 1회
세마글루타이드	오젬픽(2017) 위고비(2021)	5.7~6.7일	주 1회
터제파타이드	마운자로(2022) 젭바운드(2023)	4.5~6.0일	주 1회

엑세나타이드

동물의 독은 약물 발견의 보물창고

동물의 독에서 특정 물질을 발견해 우리 몸에 유용한 약으로 개발하는 건 흔히 있는 일입니다. 예를 들어 브라질 살모사에서 추출한 고혈압 치료제 캡토프릴, 바다달팽이인 청자고둥의 독에서 나온 진통제 지코노타이드, 방울뱀의 독에서 나온 항혈전제 엡티피바티드 등이 여기에 해당합니다.

북아메리카 사막에 사는 독도마뱀 침을 연구하던 과학자도 비슷한 과정으로 최초의 GLP-1 수용체 작용제 약을 개발했습니다. 1990년 존 엥John Eng 박사가 멕시코 독도마뱀 침에서 '엑센딘-3', 이어 '엑센딘-4'를 발견했는데, 엑센딘-4가 GLP-1과 아미노산 서열이 53% 유사해[3] GLP-1 수용체에 거의 동일하게 결합한다는 사실을 밝혀냈습니다. GIP는 1971년에, GLP-1은 1983년에 발견됐지만 생체에서 금방 분해돼 약으로 쓰이지 못했는데 돌파구가 생긴 셈이었죠.

최초의 GLP-1 약물 엑세나타이드

인간 GLP-1의 반감기는 1~2분인 데 비해 엑센딘-4는 2.4시간이어서 강력한 혈당 조절 효과를 낼 수 있었습니다. 결국 독도마뱀 침 유래의 최초 GLP-1 수용체 작용제가 2005년 FDA 승인을 받아 엑세나타이드(바이에타)라는 이름으로 제2형 당뇨병 치료에 쓰이게 됩니다.

독도마뱀의 침이 인슐린을 준비시키는 이유

독도마뱀Heloderma suspectum은 먹이를 단숨에 삼킨 뒤 수 주간 소화에 들어갑니다. 식사 간격이 길면 혈당 변동이 커질 수 있어, 침 속 엑센딘-4가 먼저 인슐린 분비를 촉진해 안정적인 혈당을 유지하도록 진화했을 가능성이 있습니다. 필요는 발명의 어머니이고 진화는 발명에 소질이 있죠.

하루 2회 주사는 너무 힘들다

엑세나타이드는 식후 혈당을 잘 낮추지만 반감기가 3.3~4시간이라 최소 하루 2회 주사가 필요했습니다. 또 파충류 동물성 펩타이드라 우리 몸이 이물질로 인식해 항체가 생기는 문제도 있었습니다.[4] 26주 투여 후 41~49%에서 항-엑세나타이드 항체가 검출됐고, 고농도 항체는 약효를 떨어뜨릴 수 있었습니다. 연구자들은 항체 생성이 덜하고 반감기가 더 긴 약을 찾기 시작했습니다.

리라글루타이드

그래도 하루는 가야지 — 리라글루타이드의 개발

연구자들은 인간 GLP-1과 97% 동일한 아미노산 서열에 지방산을 붙여 반감기를 늘렸습니다. 지방산이 붙은 리라글루타이드는 혈청 알부민에 결합해 DPP-4에의 분해를 피하고 신장 배설도 늦어 혈중에 오래 머뭅니다.

1인 2역 — 당뇨약 빅토자, 비만약 사센다

이 방법으로 반감기가 10~13시간까지 늘어 하루 1회 주사로 충분해졌고, 항체 반응도 엑세나타이드보다 낮았습니다. 리라글루타이드는 FDA 승인을 통해 2010년에 제2형 당뇨병 치료제 빅토자, 2014년에 비만 치료제 삭센다로 출시됐습니다. 둘 다 같은 성분이나 최대 용량이 각각 하루 1.8mg, 3.0mg으로 다릅니다. 삭센다는 GLP-1 약물 최초로 '비만' 적응증을 획득한 약이기도 합니다.

둘라글루타이드

비슷하게 다른 단백질에 달라붙는 약들이 개발되다

리라글루타이드의 성공 이후 GLP-1을 변형해 우리 몸 단백질에 붙여 반감기를 1주까지 늘린 약들이 나왔습니다. 면역글로불린 Fc$_{IgG4}$에 결합해 반감기를 5일까지 늘린 둘라글루타이드, 알부민에 붙는 알비글루타이드가 대표적입니다.

둘라글루타이드의 성공

둘라글루타이드(트루리시티)는 2014년 FDA 승인을 받은 뒤 큰 성공을 거뒀습니다. 주 1회 주사로 편의성이 높고, 당화혈색소$_{HbA1c}$를 1~1.5% 낮추며 저혈당 위험도 적었습니다.

체중 감소, 심혈관 위험 감소 효과도 매력적이지만 체중 감량 폭은 2~3%로 이후 약물보다 낮았습니다.

세마글루타이드: 주 1회, 1주일 내내

지방산을 더 길게 길게

세마글루타이드는 리라글루타이드의 반감기를 더 늘리려는 고민 끝에 나온, 일종의 개량형입니다. 리라글루타이드에 비해 8번 위치의 아미노산 하나가 치환되었고(알라닌 → 비非천연 아미노산인 알파-아미노이소뷰티르산), 옆구리에 붙은 지방산도 16개보다 긴 C18 지방산으로 교체되어 DPP-4 효소의 분해에 대한 저항성과 혈청 알부민 결합력이 최적화되었습니다. 덕분에 반감기가 리라글루타이드의 13시간에서 약 160시간으로 10배 가까이 연장되었습니다.[5]

오젬픽과 위고비의 출시

이러한 임상 결과를 바탕으로 노보 노디스크는 2017년 세마글루타이드의 FDA 승인을 받아 제2형 당뇨병 치료제 오젬픽, 비만 치료제 위고비를 선보였습니다. 세마글루타이드는 당화혈색소HbA1c를 약 1.5~1.8%까지 낮추고 체중을 10~15% 이상 줄이면서 심혈관 사건 감소까지 입증해 시장의 폭발적 반응을 이끌었습니다.

노보 노디스크 회사의 성공

세마글루타이드의 히트로 2023년 노보 노디스크의 시가총액은 덴마크 GDP를 넘어섰고, 코카콜라보다 큰, 유럽 최고 가치 기업이 되었습니다. 원래 인슐린 생산으로 성장한 회사답게 본사도 인슐린 α-나선 구조를 형상화해 지었지만, '세마글루타이드 빌딩'을 새로 짓는다면 펩타이드의 S자 리본에 지방산이 달린 형태에, 두 번째 마디쯤 알라닌 치환을 상징하는 전망대를 얹으면 근사하겠지요.

터제파타이드: 듀얼 작용제로 20% 감량 시대

GIP에도 동시에 작용하게 해볼까?

2010년대 초 일라이 릴리 연구진은 GLP-1뿐 아니라 GIP 역시 인슐린 분비와 체중 조절에 중요하다는 점에 주목했습니다. GIP는 인슐린을 촉진하지만 저혈당 상태에선 글루카곤을 증가시키는 경향이 있어 혈당 강하 효과에 제동을 걸 수 있고, 동물실험에선 체중 증가와도 연관된다는 보고가 있었습니다. 그럼에도 '우리 몸이 식후에 불필요한 호르몬을 굳이 분비하진 않을 것'이라는 생각으로 연구진은 두 호르몬을 함께 활성화하는 이중 작용제dual agonist 개념에 도전했습니다.

하나의 약으로 두 수용체에 작용하다

터제파타이드는 GIP 골격에 GLP-1 특징을 부분 삽입해 두 수용체 모두에 결합하도록 설계된 단일 펩타이드입니다. 그 결과 제2형 당뇨병 환자의 HbA1c를 평균 2% 이상 낮추고, 비만 환자에게서 최대 22.5%의 체중 감소 효과를 보여 세마글루타이드(약 15%)보다 한층 앞선 성과를 기록했습니다. 심혈관 위험 감소 등 기존 GLP-1 계열의 장점도 유지됐습니다.

마운자로와 젭바운드의 출시

일라이 릴리는 터제파타이드를 당뇨병 치료제 마운자로(2022년)와, 비만 치료제 젭바운드(2023년)로 잇따라 출시했습니다. 젭바운드는 비만 치료제 시장을 뒤흔들었으며 2024년

매출이 위고비의 45억 달러를 넘어 49억 달러에 달했다는 추정치도 나옵니다. 점유율 역시 계속 확대되는 중입니다.

GLP-1 약물의
질환별 작용 효과

04

장腸의 반격, 이미 준비된 승리

먼 과거로 되돌아가 보면 해면동물 같은 원시적 다세포 동물에서 소화와 영양분 흡수는 생존의 가장 기본적인 요소였습니다. 나중에 무척추동물로 진화하면서 장 주변에 간단한 신경 네트워크가 형성돼 음식물 이동과 소화를 조절했지요. 시간이 흐르며 이 신경조직이 더욱 복잡해져 동물의 뇌로 집약됐지만, 여전히 장 주변에는 수많은 신경세포와 호르몬 체계가 남아 소화·감각 정보를 직접 처리합니다.

제2의 뇌

장내 신경계에는 약 1억 개 이상의 뉴런이 있으며 이는 척수 뉴런보다 약 10배 많은 양입니다.[6] 자율신경계의 한 부분인 이 시스템은 뇌의 지시 없이도 독자적으로 활동해 '제2의 뇌'로 불립니다. 실제로 뇌가 동물계에 등장하기 전, 장내 신경계는 이미 혼자 잘 작동하던 체계였으니 뇌의 통제를 일부 벗어나는 모습은 자연스럽습니다. 마치 자율학습을 잘하던 우수반 학생들(장내 신경계) 곁에 새 감독관(뇌)이 나타난 상황과도 같습니다. 감독관이 잠을 자도 우수반 학생들은 진도(소화와 혈당 조절)를 놓치지 않으니, 사건의 중심은 여전히 그들입니다.

GLP-1 수용체 작용제가 체중 감량과 당뇨 치료에서 눈부신 효과를 보이는 이유가 바로 이처럼 '뇌에 버금가는' 장의 치밀한 체계에 관여하기 때문입니다. 생명체의 역사에서 장은 뇌보다 먼저 생겼고, 그 주변에 발달한 장내 신경계는 음식물 소화·흡수 조절에 아직도 핵심 역할을 합니다. 이를 통해 당뇨·비만·고지혈증·심장병 등이 결정되므로, 대사 효과에 작용하는 GLP-1 작용제의 위력은 치밀한 장내 신경계 작용을 고려하면 이미 준비된 승리라고 할 수 있습니다.

혈당 전쟁의 게임체인저 GLP-1

제2형 당뇨병이 생기는 이유 — 인슐린 저항성

간단히 말해 GLP-1 작용제는 혈당을 낮춥니다. 제2형 당뇨병은 혈당 상승과 인슐린 저항성이 특징입니다(제1형 당뇨병은 절대적 인슐린 부족). 인슐린 저항성의 원인은 과도한 체지방(특히 복부 지방)·운동 부족·유전·고령·다낭성난소증후군 등 다양합니다.

인슐린 저항성의 최종 결과

인슐린 저항성으로 근육·간·지방세포가 인슐린 신호에 둔감해지면 혈당이 높게 유지됩니다. 췌장은 더 많은 인슐린을 분비하려 애쓰다 결국 지치고, 동시에 글루카곤 수치가 떨어지지 않아 간은 포도당 생성을 계속 '재촉'받습니다.

당뇨병에서 GLP-1 약물의 효과

정상 상황에서 GLP-1은 단독 또는 GIP와 함께 작용해 글루카곤을 억제하고 인슐린을 촉진하며 혈당을 낮춥니다. 그러나 제2형 당뇨가 있으면 GLP-1 분비량이 줄어 인슐린 분비 자극이 감소하고, GLP-1 수용체의 감수성도 떨어집니다.[7]

즉, 같은 양의 GLP-1이 나와도 췌장 베타세포의 반응이 둔해집니다.

GLP-1 약물은 이런 상황을 보완하기 위해 GLP-1(터제파타이드·리타트루타이드는 GIP까지) 신호를 모방해 인슐린 분비를 늘리고 글루카곤을 줄여 혈당을 낮춥니다. 인슐린 민감도 향상 같은 직접 효과는 덤이고, 체중 감소로 인한 부수적 이득도 따릅니다. 시간이 지나면 시스템 전체가 개선돼 인슐린 저항성이 완화되고 당화혈색소 HbA1c가 내려갑니다.

세마글루타이드의 경우 이런 호전 효과에서 체중 감량이 차지하는 비율은 27.1%로 밝혀졌습니다.[8] 참고로 터제파타이드·리타트루타이드 같은 복합제제는 GIP·글루카곤 성분 덕분에 더 다양한 기전을 가질 수 있습니다. 예를 들어 한 연구는 터제파타이드가 HbA1c를 낮추는 전체 효과 중 12~27%만이 체중 감소 때문이며, 나머지는 약물 고유의 생리 작용 덕분이라고 추정했습니다.[9]

지질 프로필까지 한 번에: GLP-1의 심혈관 보호

고지혈증을 알려면 무엇을 검사하나?

고지혈증은 유전적 요인이나 식습관에 따라 생기는 원발성(전통적) 고지혈증과 대사증후군이나 제2형 당뇨와 관련해 나타나는 대사성 이상지질혈증으로 구분해 볼 수 있습니다.

보통의 피검사에서는 네 가지 성분을 조사합니다. 총 콜레스테롤, 중성지방, LDL(저밀도지단백) 콜레스테롤, HDL(고밀도지단백) 콜레스테롤이 그것입니다. 이 가운데 콜레스테롤과 중성지방은 우리 몸의 핏속에 존재하는 지방(기름기)입니다. 콜레스테롤은 세포막을 구성하고 호르몬·담즙산의 재료가 되는 물질이고, 중성지방은 지방세포에 저장됐다가 필요할 때 에너지로 사용되는 성분이죠. 비유하자면 콜레스테롤은 우리 몸을 구성하는 '벽돌', 중성지방은 '보조배터리'라 생각하면 됩니다.

콜레스테롤과 중성지방은 말 그대로 지방이라 물 위에 뜬 기름처럼 피에 섞이지 않고 둥둥 떠다닙니다. 그냥 흘러가게 두면 뭉치거나 침전해 문제를 일으킬 수 있으므로, 이들을 안전하게 목적지로 운송하는 역할을 지단백이 맡습니다. HDL(고밀도지단백)과 LDL(저밀도지단백)이 대표적입니다.

HDL은 말초의 콜레스테롤을 간으로 회수해 동맥경화를 완화하고, LDL은 콜레스테롤을 말초 조직으로 운반해 동맥경화를 촉진합니다. 미국 심장협회는 두 지단백의 성격을 알리기 위해 LDL에 붙은 콜레스테롤을 '나쁜' 콜레스테롤, HDL에 붙은 콜레스테롤을 '좋은' 콜레스테롤이라 불렀습니다. 같은 콜레스테롤도 누구와 함께 있느냐에 따라 '나쁜 녀석'이 될 수 있다는 이야기죠.

당뇨병과 고지혈증

원발성 고지혈증에서는 '나쁜' LDL 콜레스테롤이 상승합니다. 인슐린 저항성이 동반된 제2형 당뇨병에서는 LDL도 일부 증가하지만, 주로 중성지방 수치가 높고 HDL 수치가 낮아지는 것이 특징입니다. 두 유형의 지질 이상은 모두 동맥이 좁아지는 죽상동맥경화증 위험을 높입니다.

LDL 입자 수를 늘리는 흔한 요인으로는 포화·트랜스 지방이 많은 식단, 인슐린 저항성, 비만, 대사증후군 등이 있습니다. 한편 지방을 섭취하면 포도당과 마찬가지로 GLP-1 분비가 자극되고, GLP-1은 지방 흡수와 혈중 지질 농도를 조절합니다. 따라서 이 호르몬을 모방한 GLP-1 약물이 고지혈증 개선에도 도움이 되는 것은 자연스러운 결과로 보입니다.

GLP-1 약물의 고지혈증 개선 효과

예상대로 세마글루타이드·터제파타이드는 중성지방·총콜레스테롤·LDL을 낮추고 HDL을 높인다는 연구가 있습니다. 세마글루타이드는 중성지방 19%, LDL 6.1%, HDL 9.6% 변화를,[10] 터제파타이드는 5 / 10 / 15mg 용량별 총콜레스테롤 5.5 / 6.0 / 6.3% 감소와 지질 개선을 보고했습니다.[11] 특히 터제파타이드의 지질 개선은 체중 감량과 무관한 별도 기전(예: GIP의 대식세포 염증 억제, GLP-1의 장내 염증 감소 등)을 시사합니다. 즉, GLP-1 계열 약물은 단순 체중 감량을 넘어 지질 대사를 직접 개선합니다.

심장과 혈관을 지키는 GLP-1의 숨은 무기

부르기에 무서운 이름들

심혈관질환에는 무엇이 있을까요? 이 질환군에는, 이름만 들어도 소름이 돋고 긴장을 유발하는 무시무시한 병들이 다 들어 있습니다. 심근경색, 협심증, 심부전, 뇌졸중, 죽상동맥경화증…. 심장과 혈관에 생기는 각종 병들이죠. 대부문은 점진적으로, 조용히 진행되다가 어느 날 갑자기 터져 생명을 위협하거나 신체 기능을 크게 망가뜨립니다.

특히 비만이 있으면 이러한 심혈관질환(또는 심혈관-대사 과정)의 위험이 커집니다. 그 위험은 인슐린 저항성·고혈압·비정상적인 지질 프로필 등 다양한 요인으로 더 높아집니다. 여기에 당뇨가 동반되면 고혈당이 혈관을 손상하고, 인슐린 저항성이 심장질환·뇌졸중의 주요 위험 요소인 고혈압을 유발하며, 혈액 응고 이상까지 겹쳐 심혈관질환 위험이 가파르게 올라갑니다.

파멸로 이르는 과정

이처럼 비만-당뇨병-심혈관질환의 연결 고리는 매우 확실합니다. 비만 인구(BMI 30 이상)의 약 3분의 1이 제2형 당뇨병을 가지고 있고,[12] 다시 제2형 당뇨 환자의 약 3분의 1이 심혈관질환을 앓습니다.[13]

다른 방식으로 표현하면, 비만인은 정상인보다 당뇨병 발생 위험이 약 3배 이상 높고(과체중 2.99배, 비만 7.19배),[14] 제2형 당뇨 환자는 정상인보다 심혈관질환 발생 위험이 대략 3배 높습니다(허혈성 뇌졸중 2.27배, 전체 혈관질환 사망 위험 1.73배).[15] 마치 '홍수 → 댐 균열 → 댐 붕괴'처럼, '비만 → 제2형 당뇨병 → 심혈관질환'이라는 파멸적 연쇄가 형성되는 셈입니다.

따라서 비만 치료의 목표는 단순히 체중을 줄이는 데 그치지 않고, 주요 심혈관 사건(MACE: 심근경색·뇌졸중·심혈관 사망)을 감소시키는 것까지 포함해야 합니다.

GLP-1 약물과 심혈관 사건 개선

그런데 GLP-1 약물 세마글루타이드(오젬픽)는 연구에서 놀라운 심혈관 보호 효과를 보여주었습니다. 제2형 당뇨병 환자를 약 2년간 추적한 대규모 임상시험 'SUSTAIN-6 (2016)'에서, 세마글루타이드는 위약 대비 주요 심혈관 사건을 26% 줄였습니다.[16] 2019년 7개 무작위 대조시험RCT을 합친 메타분석에서는 세마글루타이드·리라글루타이드·엑세나타이드 등이 위약보다 MACE 12%, 전체 사망 12%, 심부전 입원 9%, 광범위한 신장 문제 17%를 감소시켰다는 결과가 나왔습니다.[17]

또 다른 임상시험에서는 BMI 30 이상 비만이 동반된 심부전 환자에게 세마글루타이드를 조기에 투여했을 때, 위약보다 건강 지표와 삶의 질이 유의하게 개선되었습니다.[18] 심부전은 심상이 약해져 밤에노 숨 쉬기 힘들고 체액이 축적돼 다리·발목이 붓는 상태를 말합니다. 비만은 심부전의 발병과 악화를 동시에 촉진하는 요인이므로, 이번 결과는 두 질환을 함께 겨냥한 치료 전략이 가능함을 시사합니다.

왜 이렇게 효과가 좋을까?

'어떻게 이렇게 광범위한 효과를 낼까?'라는 과학자들의 궁금증은 GLP-1 수용체가 여러 심혈관 조직에도 존재한다는 사실에서 부분적으로 설명됩니다. 세마글루타이드는 수축기·이완기 혈압을 낮추고, 지질 프로필을 개선하며, LDL-콜레스테롤을 줄여 전반적 위험 요인을 완화합니다. 이와 별개로 동맥 경직도를 낮추고, 혈관 내피 기능을 개선해 죽상동맥경화증 발생 자체를 억제하는 '직접 효과'도 보고되었습니다.

다음 장에서는 이렇게 다양한 질환 효과를 넘어, 가장 큰 관심사인 비만 자체에서 GLP-1 약물이 어떤 결과를 내는지 살펴보겠습니다.

비만과 GLP-1

05

식욕 스위치와 소화 속도를 조절하다

시코 원칙

체중을 감량하거나 증가하는 기본 원리는 에너지 균형의 문제라고 할 수 있습니다. 음식을 통해 체내로 에너지가 얼마나 유입되는지와 그 에너지를 체내에서 얼마나 사용하는지 간의 관계입니다. 다이어트의 기본 원칙인 시코CICO, Calories In, Calories Out라는 말을 들어본 적이 있을 것입니다. 시코란 '칼로리 섭취량 대 칼로리 소모량'이라고 부르며, 체내로 늘어온 칼로리보다 소모한 칼로리가 많으면 살이 빠지고 그 반대면 살이 찐다는 원칙입니다. 물론 실제 체중 조절에는 호르몬이나 식욕 조절 문제, 음식의 질과 소화의 효율, 대사율, 스트레스 등 여러 요인이 작용하므로 시코의 원칙을 일률적으로 적용할 수는 없습니다. 하지만 대략 원리는 맞습니다. 먹으면 찌고 먹지 않으면 빠지는 것이죠.

결과적으로 이 원리에 따라 GLP-1 약물이 칼로리 섭취를 줄이거나 에너지 소비를 더 높여 체중 감소를 유발할 수 있음을 의미합니다. 사람들은 위고비나 젭바운드에 엄청난 마법이 숨겨진 것으로 생각하지만 그렇지 않습니다. GLP-1 약물이 체중을 줄이는 주요 기전은 식욕 억제와 위 배출 지연, 두 가지입니다.

그 외에 GLP-1 약물에 특이한 효과가 있는 것은 아닐까?

이 문제는 약물 과용과 관계된 이야기이므로 매우 중요합니다. 사람들이 GLP-1 약물에 식욕과 식사량이 줄어드는 것 이외에 어떤 특이한 효과가 있어, 식욕 조절이 문제가 되지 않는 정상인 사람들에게도 체중 감량에 도움이 되지 않을까 생각하기 때문입니다. 예를 들어 GLP-1 약물이 '지방을 산화시킨다'든지 '에너지 소비를 증가시킨다'든지 하는 개념이죠. 하지만 사실과는 다릅니다.

물론 GLP-1 약물이 식욕 억제나 위 배출 지연 외에 부가

적인 효과를 통해 체중 감량을 도와준다는 연구가 있기는 합니다. 예를 들어 세마글루타이드가 제2형 당뇨병 환자의 인슐린 분비를 개선해 24시간 혈당을 낮게 유지한다든지, 최근의 동물 연구에서 GLP-1이 갈색지방을 활성화하고 지방 산화를 유도한다든지 하는 결과가 있었습니다. 연구자들은 이 결과가 'GLP-1 약물이 체중을 감량하는 기전'에 추가할 수 있는 새로운 기전일 수 있다고 주장했습니다.[19]

또한 여러 성분이 더해진 복합제의 경우 체중 감량을 도와준다는 다른 설명도 있습니다. 예를 들어 터제파타이드는 신체가 더 많은 지방을 연료로 사용하도록 유도합니다(하지만 체중 감량에 미치는 영향은 상대적으로 미미합니다). 또한 리타트루타이드는 복합제의 한 성분으로 함유한 글루카곤으로 인해 에너지 소비를 증가시킬 수 있습니다(역시 다른 성분의 식욕 억제 효과보다는 훨씬 미미합니다).

종합하면 위와 같은 체중 감량 효과들은 아직은 확실하지 않거나 미미하다고 볼 수 있습니다.

비만인 사람을 위한 비만약

간단히 말해 GLP-1 약물은 식욕을 억제하여 자연스럽게 덜 먹거나 특정 식단을 유지하는 등 생활습관을 바꿔야 하는 사람에게는 큰 도움이 될 것입니다. 하지만 이 약을 통해 지방을 산화시키길 원하거나 대사량을 올리려는 사람에게는 큰 도움이 되지 않을 것입니다. GLP-1 약물은 그야말로 비만인 사람을 위한 비만약인 셈입니다.

실제로 GLP-1 약물을 사용한 비만인 사람이 얼만큼의 칼로리를 덜 섭취하는지에 대한 연구가 잘 나와 있습니다. 예를 들어 세마글루타이드에 대한 초기 연구에서는 BMI 30 이상인 성인 30명 이상을 대상으로 약물 1.0mg을 주 1회 12주 투여했을 때 하루 1,800kcal을 섭취했던 사람의 칼로리 섭취량이 25%, 즉 약 500kcal 감소하는 것으로 나타났습니다.[20] 이 연구에서는 칼로리 섭취 감소에 덧붙여, 세마글루타이드를 사용했을 때 체중이 감소하는 기전으로 식욕에 대한 갈망의 감소, 지방이 많고 에너지 밀도가 높은 음식에 대한 상대적인 선호도 감소를 들었습니다. 또한 이중 작용제인 터제파타이드는 사용자들의 자유 뷔페 형식의 점심을 비교했을 때 348kcal까지 섭취를 줄인다는 보고가 있었고,[21] 3중 작용제인 리타트루타이드는 글루카곤의 에너지 소비 증가 효과까지 더해져 이보다 훨씬 많은 칼로리 감소 효과가 있었습니다.

그렇다면 GLP-1 약물의 두 가지 주요 작용 기전인 식욕 억제와 위 배출 지연을 하나씩 살펴보겠습니다.

식욕 억제: 뇌를 조용히 만드는 힘

GLP-1 약물은 뇌에 직접 작용하는 것일까?

현재 GLP-1 약물의 주요 작용 기전은 식욕 억제입니다. 간단히 말해 식욕을 억제해 사람들이 덜 먹도록 합니다. 사실은 그냥 덜 먹는 정도가 아닙니다. 보통보다 '훨씬' 적게 먹게 되고 결과적으로 체중 감량이 이루어집니다. 이러한 점에서 2장에서 살펴보았던 대부분의 기존 비만치료제와는 매우 다른 기전을 통해 작용하지만 체중이 줄어든다는 최종 결과는 동일합니다.

과학자들은 인간의 식욕과 체중 조절이 뇌의 시상하부에서 상당 부분 이루어진다는 사실을 알아냈습니다. 뇌의 시상하부는 체중, 체지방, 근육량, 음식 섭취량 등 다양한 생리적 신호를 통합해 식욕과 체중을 조절합니다. GLP-1도 이러한 신호에 속하며 약물이 뇌의 식욕에 직접적인 영향을 미친다는 주장이 나오고 있습니다. 아직은 약물을 뇌에 직접 주사한 동물 실험에 근거한 것이지만 여러 증거를 통해 인간에서도 비슷하게 작용할 것으로 여겨집니다.

그러려면 BBB를 통과해야 한다

혈중의 어떤 물질이 뇌에 직접 영향을 미치려면 먼저 뇌에 도달해야 합니다. 뇌는 독소나 병원체 등으로부터 보호받아야 하는 중요한 장기이므로 포도당이나 아미노산 같은 필수 물질 외에는 통과하지 못하게 막는 해부학 구조상의 장벽이 존재합니다. 바로 혈뇌장벽**BBB, Blood-Brain Barrier**이라는 구조로 이 장벽은 뇌의 항상성 유지에 매우 중요합니다. 대부분 약이나 큰 분자, 면역세포는 이 벽을 통과하기 힘듭니다. 이 BBB 때문에 뇌세포에 도달해야 효과를 낼 뇌질환 치료제가 정작 표적에 도달하기 힘들어지므로 뇌질환 분야 약의 개발이 어려운 이유이기도 합니다.

동물 연구에서 초기 GLP-1 약물인 엑세나타이드[22]와 리라글루타이드[23]가 이 BBB를 통과해 시상하부나 해마, 연수 등에 작용한다는 보고가 있었습니다. 다른 GLP-1 계열 약물들이 그렇게 할 수 있는지는 불분명하고 GLP-1 약물이 인간의 뇌에 유입된다는 것을 보여주는 직접적인 데이터는 없습니다. 아직 현재 기술로는 GLP-1 약물이 실제로 뇌에 유입되는지, 또는 직접 영향을 미치는지 알 수는 없습니다. 하지만 만일 GLP-1 약물이 BBB를 통과해 뇌에 유입되는 것이 사실이고, 간접적인 증거를 우리가 받아들인다면 GLP-1 약물이 뇌에서 작용해 식욕을 중추적으로 억제하는 효과가 있을 것으로 예상할 수 있습니다.

그리고 이러한 효과는 위 배출 지연과 동시에 발생할 것입니다. 그렇지 않아도 GLP-1 약물은 위 배출 지연효과 때문에 장이 포만감과 식욕에 영향을 미치는 뇌에 직접 신호를 보내게 만드는데, 여기에 더해 직접 BBB를 통과해 식욕 억제까지 할 수 있다는 뜻입니다. 즉 GLP-1 약물의 작용이 구체적으로 밝혀지지는 않았지만 최종 결과는 결국 강력한 식욕 억제라고 할 수 있습니다.

GLP-1 약물이 BBB를 통과한다는 간접적인 증거들

GLP-1 약물이 BBB를 통과해 뇌에서 작용한다는 간접적인 증거를 몇 가지 확인해 보겠습니다. 먼저 '음식 소음food noise'이라는 개념이 있습니다. 정식 과학 용어는 아니고 과체중이거나 비만인 사람들의 평상시 '음식이나 식사에 대해 끊임없이 떠오르는 생각'을 표현한 단어입니다. 그런데 GLP-1을 사용한 환자들은 흔히 이 '음식 소음'이 사라진 경험을 이야기합니다. 평생 음식 생각이 머릿속에서 사라진 적이 없었는데 어느 날 갑자기 머릿속이 조용해짐을 느꼈다는 거죠. 생각은 우리의 사고 과정이나 충동을 정신적으로 표현한 것이므로 이러한 변화를 통해 우리는 GLP-1 약물이 어느 정도 뇌에 영향을 준다는 사실을 유추할 수 있습니다.

GLP-1 약물이 뇌의 보상 중추에 영향을 미쳐 보상 효과를 감소시킨다는 연구도 있습니다.[24] 이 보상 체계는 도파민이나 오피오이드가 작용하는 체계인데 2장에서 보았던 부프로피온이나 콘트라브 모두 이 체계에 작용해 약물의 효과를 냈었습니다. 이 경우 고칼로리, 고당분, 고지방을 함유한 매우 맛있는 음식에 대한 기호가 떨어지게 됩니다. 실제로 GLP-1 약물을 사용한 사람들은 예전처럼 커피나 술을 즐기지 못하게 되었다고 말하기도 합니다.

음식의 '즐거움' 이야기가 나와서 짚고 가는데, GLP-1 약물이 혀에 작용한다는 재미있는 연구도 있습니다.[25] 이 실험은 GLP-1 약물이 다섯 가지 기본 미각의 인식을 전부 크게 억제한다는 것을 밝혔습니다. 이는 혀에 GLP-1 수용체가 존재하기 때문에 나타난 현상으로 보이는데 GLP-1 약물을 사용한 사람 중 다수가 "음식 맛이 달라졌다"라고 보고합니다. 특히 초기에 미각 점수가 높았던 미식가들이 이러한 효과를 더욱 뚜렷하게 느꼈다고 합니다.

마지막으로 과학자들은 인간을 대상으로 fMRI나 뇌 스캔 같은 뇌 영상을 촬영해 GLP-1 약물로 인한 음식 자극에 대한 뇌의 반응성을 확인했습니다.[26] 여기서도 식욕과 배고픔에 관여하는 뇌 영역의 활동 감소가 관찰되었습니다.

엎친 데 덮친 식욕 억제 효과

종합해 보면 GLP-1 약물은 실제 BBB를 통과해 뇌에 직접 작용하여 식욕을 억제하는 것으로 보입니다. 물론 인간 뇌에 GLP-1 약물을 직접 주사로 집어넣는 침습적인 실험이 아닌 간접적인 증거로 얻은 결론이지만요. 거기에 더해 GLP-1 약물은 위 배출 지연을 통한 포만감으로 간접적 식욕 억제 효과도 일으킵니다.

위 배출 지연: 포만감을 늘리는 숨은 기전

음식이 위에서 십이지장으로 천천히 내려갈 때 생기는 효과

연구에 따르면 리라글루타이드를 사용하고 1시간 위 배출을 측정했을 때 위약보다 23% 지연되었다고 합니다.[27] 하지만 5시간 위 배출에는 큰 차이가 없었으므로 위 배출 지연이

GLP-1 약물의 식욕 억제 효과보다는 체중 감소에 이바지한 비율이 크지 않다고 결론을 내렸습니다. 그렇다면 음식이 위에서 십이지장으로 늦게 내려가는 위 배출 지연 현상은 어떻게 체중 감소에 도움을 주는 것일까요?

그렇게 어려운 개념은 아닙니다. 음식물이 위에 더 오래 머물게 되면 포만감이 오래 유지되어 다음 식사량이 줄어들게 되고 결과적으로 총 칼로리 섭취가 줄어들게 됩니다. 또한 위 배출이 느려지면 혈당이 급격하게 오르는 혈당 스파이크가 줄어들게 됩니다. 이 혈당 스파이크는 인슐린이나 그렐린 분비를 급격하게 변동시켜 식욕과 공복감을 증대시키는데, 위 배출 지연으로 서서히 혈당이 오르게 되면 식사와 식사 사이에 공복감이 줄고 간식에 대한 충동이 줄어들게 됩니다. 따라서 간접적 효과로 총 칼로리 섭취가 줄어들게 되는 것이죠.

"꼭꼭 씹어먹어라"라는 어머니의 말씀을 들어보지 못한 사람은 없을 것입니다. 급하게 먹다 체할까 봐 걱정으로 하신 충고겠지만 그 말씀대로 천천히 먹는 것이 비만 방지에도 효과가 있다는 사실이 연구로 밝혀졌습니다.

일본에서 성인 3,737명을 대상으로 한 코호트 연구에서는 '중간' 속도로 먹는 사람을 기준으로 '느리게' 먹는 사람과 '매우 느리게' 먹는 사람, 그리고 반대 방향인 '빨리' 먹는 사람과 '매우 빨리' 먹는 사람을 나눠 네 그룹의 BMI를 비교했습니다. 여자의 경우 순서대로 BMI는 −1.06, −0.35, +0.5, +1.34의 차이가 있었고 남자의 경우 순서대로 −0.71, −0.32, +0.34, +1.14의 차이가 있었습니다. 다시 말해 느리게 먹을수록 살이 빠지고, 빨리 먹을수록 살이 찐다는 상관관계가 있었습니다.[28]

포만감이 전달되는 과정

음식이 위와 십이지장으로 넘어가면 여러 가지 기전으로 포만감을 뇌에 전달하게 됩니다. 이 과정은 약 15~20분이 걸리는데 포만감을 채 느끼기 전에 이미 과식을 해버렸다면 당연히 비만이 될 확률이 높아질 것입니다. 그렇다면 그 15~20분 뒤에는 어떻게 포만감을 전달하는 걸까요? 우선 위벽이 늘어나면 위의 신경수용체가 팽창을 감지해서 미주신경을 통해 자극("배가 꽉 찼다고!")을 뇌에 전달합니다. 그 다음 콜레시스토키닌CCK이나 GLP-1, 펩타이드 YYPYY 같은 포만감에 관련한 호르몬들이 분비되어 혈류를 타고 뇌에 신호를 보냅니다.

우리가 관심을 가지는 GLP-1을 분비하는 L-세포는 주로 소장 하부에 존재합니다. L-세포의 숫자는 음식이 지나가는 순서인 십이지장-공장-회장 순으로 많습니다. 그러므로 L-세포에서 GLP-1을 분비해 포만감 신호를 뇌에 보내는 세기는 소장의 뒤로 갈수록 강해집니다. 마치 순서대로 늘어선 장이 "배가 좀 부른데? → 이봐 배가 부르다고! → 아악 배가 터진다니까!!"라는 순서로 신호를 보내는 듯한 체계입니다.

포만감 신호와 함께 GLP-1은 위 배출을 지연시키려는 신호도 보냅니다. 소중한 음식이 흡수도 되지 못하고 몸 밖으로 배출되는 일이 없도록 소장이 신호를 보내 위에서 십이지장으로 음식이 내려오는 속도를 제한하는 것이죠. 그래서 소화가 되지 않은 음식이 소장의 하부로 많이 내려갈수록 GLP-1이 많이 분비되어 최대한 천천히 내려보내려는 체계가 작동합니다. 그런 상황으로는 음식을 너무 많이 먹거나 과식했을 때, 여러 질환으로 음식이 소장으로 너무 빨리 내려갈 때, 수술로 소장 하부로 바로 음식이 내려가도록 우회로를 만들었을 때를 들 수 있습니다.

GLP-1 약물의 위 배출 지연효과

이러한 위 배출 지연은 원래 신체가 영양분을 천천히 잘 흡수하려는 목적으로 진화한 것이지만, 과학자들은

GLP-1이 음식을 위에 더 오래 머무르게 만들어 포만감을 유지하는 효과에 관심을 가졌습니다. 바로 GLP-1 약물이 따라 하려는 일이죠. 리라글루타이드를 사용한 초기 연구에서 피험자의 위 배출 시간은 약물을 투여했을 때 평균 70분이었고, 투여하지 않았을 때는 4분이었습니다.[29] 흥미롭게도 16주 차에 이 효과는 GLP-1 약물을 복용했을 때 30분으로 감소했고, 복용하지 않았을 때는 -1분으로 감소했습니다.

비디오 캡슐 내시경을 사용해 측정한 다른 연구에서는 GLP-1 약물을 복용했을 때 위 배출 지연이 평균 99.3분이었고, 복용하지 않았을 때는 25.3분이었습니다(일부 연구에서는 500분 범위에서 훨씬 더 큰 반응을 보였습니다).[30]

GLP-1 약물을 오래 투여할수록 위 배출 지연에 미치는 영향이 줄어드는 이유는 아직 완전히 밝혀지지 않았습니다. 아마도 GLP-1 수용체가 오래 활성화되어 탈감작(익숙해져 반응이 점차 줄어드는 현상)이 유발되었거나 체중의 감소에 따라 신체가 반응하는 전반적인 적응 과정인 것으로 여겨집니다. 이는 GLP-1 약물을 계속 투여할수록 부작용이 줄어든다는 뜻이기 때문에 아주 중요합니다. 약을 처음 시작할 때 느끼는 배가 꽉 차고 더부룩한 증상이 참고 기다리면 해소된다는 뜻이니까요. 위고비 사용자들은 "시간이 지날수록 처음 약 때문에 불편했던 위장 증상들이 견딜만해졌다"라고 입을 모아 이야기합니다.

속성내성 효과와 복합제제의 위 배출 지연

한편 더 좋은 소식은 장기간 작용하는 주사제에 속성내성 tachyphylaxis 효과가 있다는 것입니다. 단기간 작용하는 화합물과 달리 장기간 작용하는 약물들은 수용체를 만성적으로 자극하기 때문에 위 배출 지연 영향이 더 빨리 감소하는 것으로 보입니다. 세마글루타이드에 대한 한 연구에서는 20주차에 약에 의한 위 배출 지연효과가 더 이상 나타나지 않았습니다.[31] 임상에서도 이때쯤에 약물에 의한 체중 감량 속도가 둔화하므로 위 배출 지연에 의한 체중 감량 효과가 줄어드는 시점을 투여 시작 후 20주로 생각하면 될 것 같습니다.

복합제제인 터제파타이드(마운자로나 젭바운드)처럼 GLP-1 약물에 GIP를 추가했을 경우, GIP는 위 배출에 별다른 영향을 미치지 않는 것으로 보입니다. 해롭지도 도움이 되지도 않습니다. 또한 개발 중인 3중 제제 레타트루타이드처럼 GLP-1, GIP에 글루카곤까지 추가했을 경우 위 배출을 더 늦춘다고 알려졌지만 아직 확실히 입증되지는 않았습니다. 레타트루타이드를 사용하여 이 주제를 다룬 연구는 단한 건뿐입니다.[32] 이 연구에서는 12주 동안 위 배출 지연효과가 지속되었다는 것과 글루카곤이 추가적인 지연을 일으킨 것이 밝혀졌습니다.

지금까지 GLP-1 약물의 식욕 억제와 위 배출 지연 효과에 대해 알아보았습니다. 그런데 GLP-1 약물을 사용했다고 모두가 다 이렇게 체중이 잘 빠지는 것은 아닙니다. 다음 장에서는 사람마다 약물의 반응이 제각각인 이유를 살펴보겠습니다.

위고비, 내 몸은 왜 말을 안 들을까?

06

몸마다 다른 반응의 비밀

모든 사람이 GLP-1 약물을 사용한 뒤 일률적으로 체중의 정해진 퍼센트를 감량한다면 세상은 얼마나 질서정연할까요? 하지만 약은 기계가 아니라 인간에게 투여되는 것이고, 각종 요인에 따라 반응의 변동성은 천차만별입니다. 이러한 현상은 GLP-1 약물뿐만 아니라 지금까지 인류가 사용한 모든 체중 감량 수단에서도 볼 수 있습니다.

예를 들어, 세마글루타이드 2.4mg을 68주 사용한 연구에서 평균 체중 감량은 14.9%였지만 반응 범위는 다양했습니다.[33] 5% 이상 체중 감량을 기록한 사람이 86.4%, 10% 이상은 69.1%, 15% 이상은 50.5%에 달했지만 5% 미만의 체중 감소를 기록한 사람도 13.6%나 되었습니다. 5% 미만의 체중 감소는 위약군도 31%가 달성하는 수준이므로, 그런 사람들은 사실상 약물로 효과를 보지 못했다는 뜻입니다.

세마글루타이드보다 체중 감량 효과가 큰 터제파타이드나 레타트루타이드도 마찬가지로 5% 미만의 체중 감량에 머무는 사람이 존재합니다. 터제파타이드를 72주 사용한 연구에서 5% 이상 감량한 사람은 85~90.9%(저용량~고용량), 10% 이상은 68~83.5%, 15% 이상은 48~70.6%, 20% 이상은 30~56%, 25% 이상은 15.3~36.2%였습니다.[34] 하지만 5% 미만 감량 역시 9~15% 존재했습니다. 종합하면 GLP-1 약물을 사용한 10명 중 한두 명은 별로 효과를 보지 못한다는 이야기입니다.

약	5% 미만 감량	> 5%	> 10%	> 15%	> 20%	> 25%
리라글루타이드	36%	63%	33%	18%	—	—
세마글루타이드	13.6%	86.4%	69.1%	50.5%	—	—
터제파타이드	15~9%	85~90.9%	68~83.5%	48~70.6%	15.3~36.2	—

약물별 체중 감량의 정도 (저용량 ~ 고용량 범위)

당뇨병 치료 목적의 GLP-1 사용에서도 개인 차이는 뚜렷합니다. 엑세나타이드를 투여한 연구에서는 67.5%가 HbA1c 7% 미만 목표에 도달하지 못했고,[35] 리라글루타이드에서는 46%가 목표에 미달했습니다.[36]

결국 GLP-1 반응은 '무반응자(체중 5% 미만 감량)'부터 '과반응자(최고 감량)'까지 정규분포를 이룹니다. 그렇다면 어떤 요인이 이런 차이를 만들까요?

과학자들은 결과가 있으면 원인을 추적합니다. 그 해답은 조절 가능한 네 가지 요인(생활 환경과 식사 습관, 장내 미생물군, 체중·제2형 당뇨병 유무, 병용 약물)과 조절 불가능한 네 가지 요인(유전적 요인, 베타 β-세포 기능, 나이·성별, 동반 질환), 그리고 기타 요소로 나뉩니다.

체중 감량 차이: 내가 바꿀 수 있는 네 가지

생활 환경과 식사 습관

숯불돼지갈비집 강아지와 고물상 가게 강아지를 상상해 보십시오. 한 강아지는 손님이 남긴 고기를 잽싸게 먹어치워야 하고, 다른 강아지는 종일 여기저기 뛰어다니며 도둑을

쫓아야 합니다. 환경만으로도 체중 차이가 생기는 것을 알 수 있습니다.

비만을 유발하는 환경, 즉 움직임이 거의 없거나 칼로리 높은 음식을 쉽게 구하는 환경에서는 GLP-1의 식욕 억제가 약해질 경우 약물 효과가 압도당할 수 있습니다.

개인의 의지도 무시할 수 없습니다. 비만군과 제2형 당뇨군을 비교했을 때 비만군 체중이 더 잘 빠지는 것은, 당뇨군이 '병 치료'에 더 집중해 체중을 줄이려는 생활습관 교정에 덜 적극적일 수 있기 때문입니다.

장내 미생물군

GLP-1 항체 형성 여부나 미생물 군집 차이도 수용체 반응에 영향을 줄 수 있습니다. 예컨대 헬리코박터 *H. pylori* 감염이 파킨슨 치료제 레보도파 흡수를 저해한다는 보고처럼, 약물과 미생물은 상호작용합니다. 사람마다 미생물 양상이 달라 초기 반응이 달라질 수 있습니다.

제2형 당뇨병 유무

메타 분석 연구에 따르면, GLP-1 기반 약물을 사용했을 때 제2형 당뇨가 있는 비만 환자는 당뇨가 없는 비만 환자보다 체중 감량 폭이 작다는 결과가 일관되게 보고되었습니다.[37] 즉 비非당뇨 비만군의 평균 체중 감소량은 6.1~17.4kg, 제2형 당뇨 비만군은 4.0~6.2kg에 그쳤습니다. 왜 이런 차이가 나는지 살펴볼 필요가 있습니다.

첫째, 제2형 당뇨 환자를 다룬 다수의 연구가 대상 연령을 55~70세로 한정해 '젊고 비만한' 대조군과 자연스럽게 연령 차이가 생겼을 가능성이 있습니다. 비교적 높은 나이가 약물 반응 자체를 둔화시켰거나, 오랜 기간 축적된 생리학적 변화가 약물 효과를 제한했을지도 모릅니다.

둘째, 아직 규명되지 않은 호르몬·유전 요인 등도 제2형 당뇨 환자에서 체중 감량 효과를 낮추는 배경이 될 수 있습니다.

병용 약물

약물 간 상호작용 역시 GLP-1 약물 사용 시 체중 감량의 편차를 초래했을 수 있습니다.[38] 제2형 당뇨 환자 가운데는 체중 증가를 유발하는 것으로 알려진 인슐린이나 치아졸리딘디온thiazolidinedione·TZD 등을 병용하는 경우가 흔한데, 이들 약제가 GLP-1의 감량 효과를 상쇄할 수 있습니다.

체중 감량 차이: 내 힘으로는 바꾸기 어려운 네 가지

유전적 요인

GLP-1 약물은 'GLP-1 수용체'에 결합해 작용하는데, 이 수용체에 드물게 돌연변이가 존재한다는 사실이 보고되었습니다.[39] 이런 변이가 있으면 수용체 구조가 변형돼 약물 결합력이 떨어지고 cAMP 신호도 감소해, 약물이 제 기능을 못 합니다.

낡은 호텔의 마스터키-자물쇠 비유로 설명해 보겠습니다. 각 객실 자물쇠(각 개인의 수용체)의 열쇠구멍은 비슷하지만 미세하게 달라 마스터키(GLP-1 약물)가 꼭 맞아야만 쉽게 열립니다. 구멍 모양이 조금만 달라도 억지로 밀어 넣어야 하고 열리는 속도도 제각각이죠. 마찬가지로 개인별 수용체 형태가 약물 반응을 좌우합니다. 과반응자는 '열리기 쉬운 자물쇠'를, 무반응자는 '잘 안 맞는 자물쇠'를 지닌 셈입니다.

베타세포 기능

GLP-1 약물은 췌장 베타세포의 인슐린 분비를 촉진해 혈당을 낮춥니다. 그러나 이미 손상된 베타세포를 재생시키지는 못합니다. 따라서 제2형 당뇨병을 오래 앓아 베타세포 기능이 크게 감소했거나 인슐린 분비 능력이 심각하게 저하된 사람은 약물 반응이 상대적으로 둔할 수 있습니다.

나이와 성별

당연히 고령이면 체중 감량 효과가 떨어집니다. 나이가 들수록 생리·대사·행동 변화가 복합적으로 얽혀 있으므로, 여기서는 성별 차이에 집중하겠습니다.

일반적으로 GLP-1 약물을 사용했을 때 여성은 남성보다 체중 감량 비율이 높습니다. 이런 현상은 다른 비만치료제에서도 관찰되었습니다. 세마글루타이드를 68주 투여(약 15개월)한 STEP-1 임상시험에서 여성은 평균 18%의 체중 감소, 남성은 13%의 감소를 보였습니다.[40]

먼저 생물학적 차이를 보면, 여성은 남성보다 체지방률과 피하지방 비율이 높습니다. 세마글루타이드는 식욕 억제·포만감 증가를 통해 지방 연소를 유도하는데, 상대적으로 지방량이 많은 여성이 더 큰 감량 효과를 얻을 가능성이 있습니다. 또한 여성은 평균 체중이 가벼워 고정 용량을 투여받을 때 체중 kg당 더 높은 약물 노출이 이뤄질 수 있습니다. 이는 위장 장애나 메스꺼움 같은 부작용이 여성에게 더 흔한 현상과도 연결됩니다(자세한 내용은 부작용 장에서 다룹니다).

호르몬 대사 차이도 영향을 줄 수 있습니다. 다른 약을 비교하면 카페인은 월경 주기 후반(황체기)에 대사가 느려지고,[41] 천식약 테오필린은 월경 전·초기에 대사가 빨라진다는 보고가 있습니다.[42] 2024년 자료에선 호르몬요법HT을 받는 폐경 후 여성이 HT를 받지 않는 여성보다 GLP-1 약물에 더 잘 반응해 체중 감소율이 높다는 결과가 나왔습니다.[43]

행동 양식도 무시할 수 없습니다. 여러 연구에서 여성은 식이 조절·운동 등 생활습관 교정에 더 적극적으로 참여하는 경향이 보고됩니다. 예컨대 핀란드의 한 연구에 따르면 프로그램 시작 3개월이 지난 시점에 여성이 체중 감량을 위한 행동 계획을 남성보다 더 많이 수립했고, 내적 동기도 더 강했습니다.[44] 이러한 남녀 간 행동 패턴의 차이가 최종 체중 감량 결과의 격차를 낳았을 수 있습니다. 다만 연구진은 '여성이 항상 유리하다'고 단정할 수 없다고 덧붙였습니다. 남성이 여성보다 더 풍부한 사회적 지원을 받는 경향도 확인되었기 때문입니다.

동반 질환

다른 약물과 마찬가지로, 동일한 GLP-1 세세를 써도 동반 질환이 있으면 체중 감량 폭이 달라집니다. 예컨대 간이나 신장 기능 이상은 GLP-1 약물의 약동학을 바꿀 수 있습니다.

GLP-1 약물이 간에서 직접 대사되는 비율은 높지 않지만, 간 손상이 있으면 전신 대사 속도나 약물 결합 단백질 농도가 변해 혈중 농도와 반감기가 달라질 수 있습니다. 특히 신장은 일부 GLP-1 약물의 주요 배출 경로이므로 신장 기능이 저하되면 약물 배설이 지연돼 혈중 농도가 올라갈 수 있고, 그 결과 메스꺼움·구토·탈수 같은 부작용이 더 두드러질 수 있습니다.

그 외 개인별 약물 반응 차이의 이유

초기 체중 감소량

GLP-1 약물을 투여한 뒤 초기에 체중이 크게 빠진 사람은 최종 감량 폭도 큰 경우가 많습니다. 겉보기에 당연한 결과지만, '누가 왜 그렇게 빨리 빠지느냐'는 아직 명확히 설명되지 않습니다.

따라서 초기 반응 격차는 몇 가지 숨은 요인 때문일 가능성이 있습니다. 예컨대 장기간 과체중·비만 상태로 인해 세포막 기능이 변하면 약물의 세포 내 작용에 개인차가 생길 수 있습니다. 이 과정은 콜레스테롤 수치 변화와 연관될 수 있으며, 스타틴(고지혈증 치료제)이 GLP-1 반응을 개선했다는 최근 보고[45]가 작은 힌트를 줍니다.

결국 연구자들은 '초기 감량 차이'를 하나의 변수처럼 제시하지만, 실제론 아직 드러나지 않은 요인들이 체중 변화를 좌우할 가능성이 큽니다.

대사 보상 차이

'대사 보상metabolic compensation' 또는 '적응성 대사 감소 adaptive thermogenesis'는 체중을 감량하거나 칼로리 섭취를 제한한 뒤 신체가 에너지 소비를 줄이는 생리학적 반응을 말합니다. 진화적으로 보면 기아에 대비한 보호 기전이라 할 수 있죠(우리는 더 강인한 생존력을 지닌 조상의 후손입니다). 쉽게 말해 '비상용 에너지 저축 모드'로 전환된 몸 상태입니다.

문제는 이 대사 보상이 사람마다 발현 속도와 강도가 다르다는 점입니다.[46] 어떤 이의 몸은 체중 감량에 눈에 띄게 강하게 저항합니다. 더구나 식욕 조절 체계와 대사 보상은 보통 함께 움직입니다. 체중이 잘 늘어나는 사람들("난 물만 마셔도 살이 쪄!")은 감량 시에도 더 큰 저항을 겪습니다. 몸무게가 조금만 줄어도 식욕은 더 크게 치솟고, 에너지 소비는 뚜렷하게 떨어지는 식입니다.

결론

지금까지 살펴본 것처럼 GLP-1 약물은 개인차가 큽니다. 첫 주사 이후 과반응자·평균반응자·무반응자로 나뉘며, 식욕이 극적으로 억제되는 과반응자에게는 '자동 다이어트'가 가능하지만, 평균·무반응자는 식습관 개선과 운동을 병행해야 만족할 만한 감량을 얻습니다. 실제로 주사를 맞아보기 전까지는 자신이 어느 그룹인지 알 수 없습니다. 약물을 사용한다면 우선 몸의 반응을 확인해 보시길 바랍니다. 그에 따라 체중 조절 계획을 세워야 하니까요.

1부에서 GLP-1 작용제의 기전을 살펴봤으니, 2부에서는 실전 사용법·부작용 대처법 등 보다 구체적인 내용을 다루겠습니다.

②

GLP-1의
실제
사용

GLP-1주사, 실제 내 뱃살에 놓아보자!

07

현재 우리나라에서 판매되는 GLP-1 약물은 하루에 한 번 주사하는 삭센다, 주당 한 번 주사하는 위고비(당뇨 적응증 이름은 오젬픽), 그리고 신약인 젭바운드(당뇨 적응증 이름은 마운자로)입니다. 이 장에서는 이 세 약물을 사용한 비만 치료를 전제로 실제 투여 요령, 효과를 높이는 팁, 그리고 부작용을 최소화하는 방법을 차례로 살펴보려 합니다. 당뇨 치료 목적은 별도로 다루지 않음을 미리 밝혀둡니다.

보관과 주사

보관

이상하게도 대부분의 GLP-1 약물은 개봉 전까지는 냉장 보관을 권하고, 개봉 후에는 30℃ 이하의 실온 보관을 권합니다. 냉장 후 실온이라니, 마치 순서가 뒤바뀐 것처럼 느껴집니다. 우리는 평소 음식의 뚜껑을 열고 한 입 먹고 나면 어떻게든 냉장 보관하려고 노력하니까요. 하지만 제약회사를 믿어보는 수밖에요. 기본적으로 GLP-1 약물은 펩타이드 기반 생물의약품이므로 고온에 노출되면 구조가 변해 효능이 사라집니다. 마치 계란 흰자가 열에 익는 것과 비슷합니다. 따라서 여름철이라면 개봉 후에도 냉장 보관이 안전합니다.

혼란스럽게도 젭바운드만 유일하게 약품 설명서에 "일단 실온에 보관하면 냉장고에 다시 넣지 말라"라는 문구가 있습니다. 당황한 사용자들이 릴리 고객센터에 부리나케 전화해 본 결과, 사실 다시 냉장고에 보관해도 큰 문제는 없다는 답변을 들었다고 합니다. 다음은 GLP-1 약물의 보관법을 비교한 표입니다. GLP-1 약물 중에서도 상대적으로 세마글루타이드(오젬픽 56일, 위고비 28일)가 안정성이 높은 것이 눈에 띕니다.

약물명	개봉 전	개봉 후	사용 기한(개봉 후)
삭센다	냉장(2~8℃)	실온(30℃ 이하)	30일
오젬픽	냉장(2~8℃)	실온(30℃ 이하)	56일
위고비	냉장(2~8℃)	실온(30℃ 이하)	28일
마운자로	냉장(2~8℃)	실온(30℃ 이하)	30일
젭바운드	냉장(2~8℃)	실온(30℃ 이하)	21일

용량

GLP-1 약물의 농도는 매우 중요합니다. 농도에 따라 무반응자가 반응자로 바뀌기도 하고, 부작용도 더 많이 생길 수 있기 때문입니다. 아쉽게도 약물을 투여해 보기 전까지는 본인이 어떤 반응을 보일지 확인할 방법이 없습니다. 따라서 낮은 용량에 반응이 없을 것 같다고 해서 시작부터 고용량을 선택하는 것은 당연히 옳지 않습니다.

연구자들은 비교와 통제를 위해 4주마다 증량했고, 제약회사도 그에 따라 GLP-1 약물을 주로 4주마다(삭센다 제외) 증량하라는 지침을 내렸습니다. 하지만 연구는 연구일 뿐, 사람의 몸은 천차만별입니다. 2024년 덴마크에서 11만 명 이상을 대상으로 한 코호트 연구에 따르면 실생활에서 세마글루타이드 사용자는 전체 처방 중 25%만이 최고 용량인 2.4mg

약물명	사용	용량	증량 주기
삭센다	매일	0.6mg, 1.2mg, 1.8mg, 2.4mg, 3.0mg	매주
오젬픽	매주	0.25mg, 0.5mg, 1.0mg, 2.0mg	4주 마다
위고비	매주	0.25mg, 0.5mg, 1.0mg, 1.7mg, 2.4mg	4주 마다
마운자로	매주	2.5mg, 5mg, 7.5mg, 10mg, 12.5mg, 15mg	4주 마다
젭바운드	매주	2.5mg, 5mg, 10mg, 15mg	4주 마다

에 도달했고, 33~48%는 1.0mg 용량을 유지했습니다.[47] 실제 사용자들은 연구보다 훨씬 낮은 농도를 유지하며 효과를 보고, 그 결과 부작용도 훨씬 적게 경험합니다. 따라서 복용량을 늘릴 시기와 유지량은 제약사가 제시한 증량 주기를 기본으로 하되 개인 반응에 따라 결정해야 합니다.

주사 놓기

일반적으로 GLP-1 약물은 주로 뱃살에 주사합니다. 한 손으로 피부를 잡고 다른 손으로 주사하기 편하기 때문이죠. 하지만 많은 사용자가 팔이나 다리에 주사하면 부작용이 적었다고 보고합니다. 같은 주사제인 인슐린의 부위별 흡수 속도 연구에 따르면 복부 〉 팔(상완) 〉 허벅지 〉 엉덩이 순으로 빠른 흡수를 보였다고 합니다.[48] 신체 부위별 혈류 차이 때문일 텐데, 이를 감안하면 GLP-1 약물도 비슷한 흡수 속도 차이가 있을 것이고, 약물 스파이크가 최소화되어 부작용이 줄어들 가능성이 있습니다.

위고비의 경우 주사 순서는 다음과 같습니다.

1 준비물 확인 : 위고비펜, 일회용 주삿바늘, 알코올 솜을 준비합니다. 펜 뚜껑을 제거하고, 유통기한과 주사액이 투명한지 확인합니다. 주사액이 불투명하거나 이물질 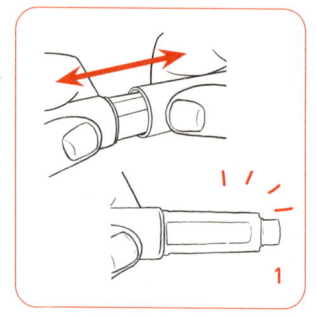 이 있으면 사용하면 안 됩니다. 펜이 너무 차가우면 통증이 심할 수 있으니, 냉장 상태에서 꺼냈다면 상온에 15분 정도 두어 차갑지 않게 합니다.

2 주사 부위 선택 : 복부, 위팔 뒤쪽, 허벅지 바깥쪽 중앙 등 지방이 많은 부위를 선택합니다. 배꼽을 중심으로 5cm 이내는 피하는 것이 좋습니다. 같은 부위를 반복해

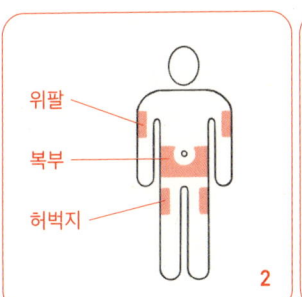
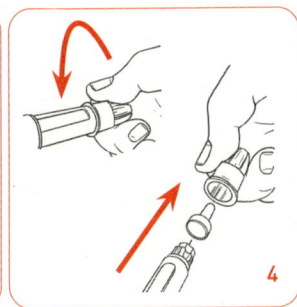

찌르면 지방 비대나 위축으로 피부가 울퉁불퉁해질 수 있으니, 노트에 기록하며 시계 방향이나 Z글자 모양으로 위치를 바꿔 사용합니다.

3 **부위 소독** : 알코올 솜으로 깨끗이 닦고 완전히 건조될 때까지 기다립니다.

4 **펜 준비** : 일회용 주삿바늘 보호 필름을 제거한 뒤 펜에 눌러 끼우고 시계 방향으로 돌려 고정합니다. 외부 캡과 내부 캡을 연달아 제거해 바늘을 노출시킵니다.

5 **주사기 설정** : 공기를 제거합니다. 눈금을 […] 표시까지 돌린 뒤 펜을

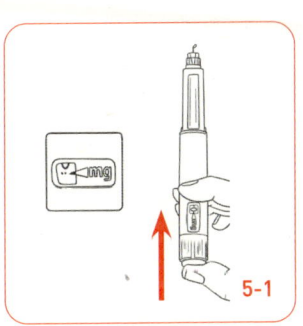

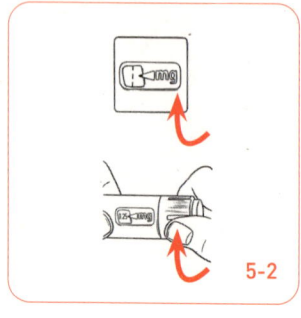

위로 향하게 하고 가볍게 두드려 공기를 모읍니다. 펜 꽁지 회색 버튼을 눌러 약이 잘 나오는지 확인합니다(처음 사용할 때 1회만 시행). 그런 다음 다이얼을 돌려 시작 용량 0.25mg 등에 맞춥니다.

6 주사 주입 : 주사 부위에 바늘을 90° 각도로 찌르고, 회색 버튼을 눌러 약물을 천천히 주입합니다(다이얼이 '드르르' 돌아가다 '탁' 하고 멈춥니다). 5초간 기다린 뒤 바늘을 뺍니다.

7 주사 후 관리 : 주사 부위를 알코올 솜으로 가볍게 눌러

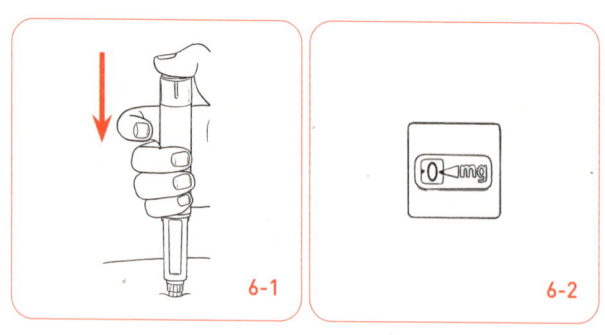

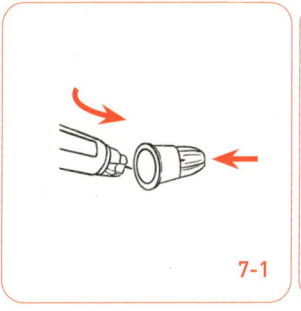
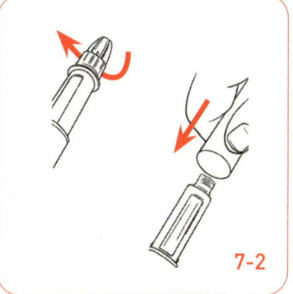

닦습니다. 문지르면 멍이 들거나 흡수가 달라질 수 있습니다. 펜 눈금이 0으로 돌아간 것을 확인하고, 외부 캡을 씌운 뒤 바늘을 시계 반대 방향으로 돌려 분리해 폐기합니다. 펜은 뚜껑을 씌워 다시 냉장 보관하거나 15~30℃ 실온에 두면 됩니다.

증량과 유지, 중단

용량 조절 로드맵

만일 과반응자라면 사용 몇 주 안에, 혹은 그달이 끝나기 전에 어떤 효과를 느끼게 됩니다. 여기서 '어떤 효과'란 일정 수준의 식욕 억제, 미각·식욕 변화, 체중 감소 또는 부작용을 말합니다. 그러나 4주가 지나도 아무런 효과를 보지 못한다면 용량을 늘려야 합니다. 평균반응자는 어느 용량에서 반응을 할 것이고, 무반응자는 계속해서 용량만 늘려가게 됩니다.

제약회사는 무반응자를 체중 감량률 기준으로 정의합니다. 일정 기간에 처음 체중의 5% 이상 감량하지 못하면 반응이 없다고 보는 것이죠. 연구 현장에서는 참가자의 느낌("식욕이 사라졌어요!")이 아니라 눈에 보이는 수치(예: 체중 5kg 이상 감량)를 근거로 판단해야 하므로 이렇게 정의했지만, 실제 사용에서는 문제가 있습니다. 약물을 시작한 뒤 생활습관 개선만으로도 5% 이상 감량할 수 있기 때문입니다. 그러므로 실전에서는 '식욕 억제·포만감 증가·음식 욕구 감소가 없으면 무반응'으로 정의하는 편이 타당합니다.

일단 어떤 용량에서 조금이라도 효과가 있다면, 그 효과가 식사 패턴 변화를 유지할 정도는 되어야 합니다. 그렇지 않다면 4주 후 다음 용량으로 올리고 다시 평가해야 합니다. 그러다 어느 용량에서 주·월 단위로 원하는 체중 감소가 지속된다면, 그 용량이 나의 유지량입니다. 이 유지량이 영원히 효과적인 것은 아닙니다. 어느 순간 체중 감량 속도가 둔화하거나 멈추는 정체기가 오기 때문입니다. 이런 순간은 포만감이 금방 사라지거나 식욕, '음식 소음'이 다시 나타나는 것으로 알아차릴 수도 있습니다. 최대 복용량이 아니라면 이때 다시 용량을 늘려야 합니다.

만일 용량을 증가시킨 후 부작용이 심하다면, 이전 용량으로 돌아가 몇 주간 적응할 시간이 필요합니다.

GLP-1 비만치료제 증량 원칙

1. 4주가 지나기 전에는 용량을 늘리지 않는다.
2. 목표 체중 감량 효과가 나타날 때까지 단계적으로 증량한다.
3. 효과가 지속되는 동안 해당 용량을 유지한다.
4. 효과가 사라지면 다시 증량을 고려한다.
5. 부작용이 심하면 직전 용량으로 낮춰 적응 시간을 갖는다.

언제, 어떻게 맞을까?

GLP-1 약물의 가장 흔한 부작용은 메스꺼움과 구토입니다. 어떤 사람은 용량에 적응한 뒤에도 주사를 맞은 날 비슷한 증상을 경험합니다. 이는 당일 발생하는 약물 농도 스파이크 때문인 수 있습니다. 그래서 하루를 편히 보내려면 아침 주사보다는 오후 주사가 낫습니다. 같은 이유로, 바쁜 평일보다는 이튿날 휴식하며 부작용을 관리할 수 있는 토요일이 더 적합할 수 있습니다.

부작용을 더 줄이려면 '주사 나눠 맞기'도 시도해 볼 수 있습니다. 예컨대 위고비 1.0mg을 주 1회 대신 0.5mg씩 주 2회 맞는 식입니다. 주사를 두 번 맞아야 하는 번거로움이 있지만, 부작용 경감이 절실하다면 시도해 볼 만합니다.

GLP-1 약의 중단

약을 중단해야 할 상황도 있습니다. 심각한 메스꺼움, 위장장애, 피로감이 사라지지 않을 때가 대표적입니다. 앞서 언급한 '나눠 맞기', 이전 용량으로 되돌아가 적응 시간 갖기, 식단 조절(섬유질·단백질 충분 섭취) 등 부작용 완화법을 적용해도 증상이 지속된다면 중단을 고려해야 합니다. 다만 온라인의 무수한 '부작용 후기'에 겁먹기보다는, 이 책에서 소개하는 방법으로 부작용을 최소화하며 효과를 찾는 편이 유리합니다.

약을 바꾸는 방법도 있습니다. 아직 국내에서는 젭바운드가 비만 치료용으로 널리 쓰이지는 않지만, 삭센다·위고비보다 부작용이 다소 적다고 알려져 있습니다. 곧 선택지가 늘어날 가능성이 있습니다.

체중이 줄지 않는다고 해서, 또는 식욕 억제 효과가 없다고 해서 GLP-1 약물 시작 4주 만에 곧바로 중단하는 것은 옳지 않습니다. GLP-1 약물은 증량하면서 효과가 나타나는 경우가 대부분이고, 최대 용량에 도달하기까지 통상 12~20주가 걸립니다. 꾸준히 사용해 본 뒤 자신이 무반응자인지 판단해도 늦지 않습니다.

GLP-1 약물의 부작용

08

약물의 부작용

모든 약물에는 독성이 있습니다. 치사량이 0.07mg에 불과한 보툴리눔 독소나 1mg 정도만 먹어도 위험한 복어 독은 당연히 위험합니다. 그런데 사실 약이 아니라도 거의 모든 물질에는 독성이 있습니다. 설탕도 한 번에 2kg을 먹는다면, 소금도 한 번에 280g을 먹는다면, 물도 단숨에 7L를 마신다면 위험합니다. 하물며 체중을 급작스레 줄이는 약물이라면 부작용이 없을 리 없습니다. 효과가 좋은 만큼 부작용은 당연히 존재합니다. 단지 그 부작용이 예측할 수 있고 추적이 가능하다면 유익한 건강 효과를 위해 조심스레 사용할 수 있을 것입니다.

GLP-1 약물이 지방 지우개처럼 뱃살만 '쏙' 빼 간다면 세상은 얼마나 간단하고 아름다울까요? 하지만 GLP-1 약물은 신체의 여러 장기에 두루 영향을 미치며 상당히 다양한 부작용을 보이는 약이므로 사용할 때는 면밀한 추적이 필요합니다. 물론 모든 사람이 부작용을 겪는 것은 아니지만 의학은 아쉽게도 언제나 확률의 과학입니다. 1만 명 중 1명꼴로 부작용이 나타난다고 하더라도 나에게 생기면 그것은 100% 확률인 것이죠.

그러면 GLP-1 약물의 부작용을 하나씩 살펴보며 그것을 감수하며 사용할 가치가 있는지 살펴보겠습니다. 위장 관련 부작용을 해결하는 데 도움이 되는 정보는 Q&A를 참고하시기 바랍니다.

위장관 증상

메스꺼움, 구토, 변비, 설사

위고비 같은 GLP-1 약물을 사용할 때 나타나는 가장 흔한 부작용은 메스꺼움입니다. 대개 치료 초기 몇 주 동안 발생하는데 시간이 지남에 따라 견딜 만해지는 경향이 있습니다. 그러다가도 복용량을 늘리면 재발할 수 있습니다.

연구에 따르면 총 연구 대상자의 15%에 이르는 사람이 GLP-1 약물의 주 부작용인 메스꺼움이나 구토 등을 견디지 못하고 약물 치료를 중단했습니다.[49]

다음 표는 GLP-1 약물별로 나타나는 위장관 증상의 비율입니다. 리라글루타이드(3.0mg)도 메스꺼움이나 구토를 할 확률이 40%와 16.3%에 이르고,[50] 세마글루타이드(2.4mg)를 사용했을 때도 메스꺼움이나 구토 증상이 각각 44%와 24.5%에 이르는 것을 알 수 있습니다.[51] 또한 용량 차이가 있지만(10mg 또는 15mg) 터제파타이드에서도 메스꺼움은 39.7%에 이릅니다.[52]

메스꺼움은 일반적으로 환자가 약물에 적응함에 따라 시

GLP-1 약물	메스꺼움	구토	변비	설사
리라글루타이드	40%	16.3%	20%	21%
세마글루타이드	44%	24.5%	24.2%	29.7%
터제파타이드	39.7%	18.1%	23%	31%

간이 지날수록 감소하지만, 특히 치료 초기 몇 주 동안 심한 불편감을 줄 수 있습니다. 이 때문에 치료를 중단하는 사람도 많습니다. 왜 메스꺼움이 생기는지는 완전히 밝혀지지 않았지만 위 배출 지연과 포만감 신호 경로에서 약물이 효과를 내는 것과 관련이 있는 것으로 보입니다.

메스꺼움 외에 나타나는 위장관 증상인 구토, 변비, 설사는 대개 경증에서 중등中等 정도이며 약물을 계속 사용하면 개선되는 경향이 있습니다. 그러나 일부 환자에서는 그 증상이 멈추지 않거나 더 심해져 치료를 중단하는 경우가 생깁니다.

위 배출 지연

또한 위장 증상과 관련해서 '위 배출 지연' 자체도 문제가 될 수 있습니다. 위 배출 지연은 GLP-1 약물이 효과를 내는 주요 기전이지만 동시에 부작용을 일으킬 수 있으므로 주의가 필요합니다. 이 특성은 포만감을 일으키고 식후 포도당 수치를 조절하는 데 도움이 되지만, 당뇨병이나 기타 동반 질환을 관리할 목적으로 다른 약물을 병용하는 환자라면 경구 약물 흡수 지연을 고려해야 합니다. 예를 들어 비만 여성을 대상으로 세마글루타이드 1mg을 주 1회, 총 12주 투여한 연구에서는 위 배출이 171분(약 3시간) 지연되어 위약군보다

53분 더 늦어졌습니다.[53] 따라서 처방 의사는 잠재적인 약물 상호 작용을 염두에 두고 병행 요법을 조정해야 합니다.

위 배출 지연은 위내시경 검사에도 영향을 줍니다. 내시경 시 위에 음식이 남아 있으면 관찰이 어려워지고 흡인 위험이 증가하므로 미리 금식이 필수입니다. 2023년에는 GLP-1을 사용하는 환자가 마취 중 흡인된 사례가 보고된 바 있습니다.[54] 분석 결과, 일반 내시경에서 1만 명당 4.6건의 흡인 사례가 있는 반면 GLP-1 약물 사용자는 1만 명당 4.8건으로 큰 차이는 없었습니다. 그러나 미국 마취과학회는 내시경이나 전신마취 전 GLP-1 약물을 최소 1주일 전에 중단할 것을 권하고 있습니다.

기본적으로 약물을 서서히 증량하는 이유도 이러한 부작용을 최소화하려는 목적입니다. 일반적으로 부작용은 GLP-1 약물 사용 후 4~8주가 지나면 사라지는데, 이는 약물의 위 배출 지연 효과가 그 무렵 줄어들기 때문으로 보입니다. 시간이 지남에 따라 장腸의 GLP-1 수용체가 탈감작되기 때문이지요. 하지만 연구자들은 주사 후 1~2일 동안이나 용량 증량 시 부작용이 재발한다고 보고합니다.[55]

놓치기 쉬운 부작용 A to Z

원래 제약회사들은 신약을 출시하면 약물 설명서에 모든 임상시험 대상자가 보고한 모든 부작용을 열거해야 합니다. 그 많은 부작용을 읽다 보면 약을 쓰고 싶지 않을 정도로 두려워집니다. 그런 소소한 부작용의 빈도는 매우 낮습니다. 모든 부작용을 다 알 필요는 없지만 몇 가지 특이하거나 중요한 것은 확인해야 합니다.

전신 피로

전신 피로 증상은 GLP-1 약물을 사용할 때 비교적 자주 볼 수 있는 부작용입니다. 이유는 아직 정확하게 밝혀지지 않았습니다. 어쩌면 약물이 혈당을 약간 낮춰서 그럴 수도 있고, 약물 효과 때문에 음식을 덜 먹게 되어서 그럴 수도 있습니다.

피부 과민 반응

GLP-1 약물 투여 후 피부 과민 반응이 1일에서 6주 사이에 드물게 나타날 수 있습니다. 아직 GLP-1 약물이 피부 과민 반응을 유발하는 정확한 기전은 완전히 알려지지 않았지만 이러한 증상은 개인의 약물 과민 반응으로 인한 것으로 보입니다. 주입 후 가벼운 자극이나 발적, 가려움증, 두드러기, 또는 전신의 피부염으로 나타날 수 있으며, 일반적으로 일시적이어서 크게 걱정할 필요는 없습니다. 대부분 경증에서 중등도이고 자연적으로 좋아지거나 항히스타민제·국소 코르티코스테로이드 같은 대증적 치료로 해결됩니다.

입마름

세마글루타이드를 시작한 후 침 분비가 줄거나 입이 마르는 느낌도 보고되었는데, 단순히 약의 효과로 수분 섭취가 부족해진 탓일 수 있습니다.

담도 질환

담석이나 담낭염처럼 담도 질환이 늘어난다는 보고도 있습니다. 연구에 따르면 정상군에 비해 GLP-1 약물을 사용한 집단에서 담도 질환이 1만 명당 27건(17~38건) 더 증가한다고 합니다.[56] 즉 정상군보다 약 1.3배 높아집니다. 이는 GLP-1 약물이 담낭 배출 기능을 억제해 담즙이 담낭에 머무르는 시간이 길어지면서 담즙 내 콜레스테롤이 침전될 확률이 높아지기 때문인 것으로 보입니다.

췌장염

최근에는 담낭 이슈와 함께 췌장염 부작용이 가장 큰 화제가 되고 있습니다. 췌장염의 증상으로는 등으로 방사되는 심한 복통, 메스꺼움, 구토 등이 있습니다. 세마글루타이드와 리라글루타이드에서 각각 사용자 1,000명당 5명과 8명(0.5%와 0.8%)에게 췌장염이 보고되어 두 약물이 비슷한 비율을 보였습니다. 그러나 전반적으로 GLP-1 약물 사용자에서 위약군보다 췌장염이 더 많이 발생하는 것으로 보이지는 않습니다. 메타연구에서도 췌장염 발생이 GLP-1 사용자에서 0.17%, 위약군에서 0.16%로 큰 차이가 없었기 때문입니다.[57]

비만·당뇨 자체가 췌장염의 위험 요인이고, 급격한 체중 감소도 원인이 될 수 있으므로 약물이 실제 원인인지 불분명합니다. 어쨌든 췌장염이나 담도 질환을 암시하는 징후가 보이면 즉시 평가가 필요합니다.

안과 질환

국내 기사 제목(《비만약 쓰다가 실명?》)을 보고 놀랄 수 있습니다. 2025년 캐나다 인구 기반 코호트 연구에서는 GLP-1 약물을 사용한 당뇨 환자 4만 6,334명과 비사용군 9만 2,668명을 비교했을 때 신생혈관성연령관련황반변성

nAMD이 0.2% 대 0.1%로 두 배 증가했습니다.[58] 또 덴마크에서 제2형 당뇨병 환자 42만 4,152명을 5년간 추적한 연구에선 비동맥염성전방허혈성시신경병증NAION 위험이 두 배 증가했습니다.[59]

다만 절대 발생률이 낮아 대량 리콜 사태로 이어지지는 않았습니다. 그러나 고령·당뇨·망막 질환력이 있거나 장기 복용할 경우 정기적인 안과 검진이 권장됩니다.

탈모

2025년 3월 《타임》은 위고비 사용 시 탈모 위험이 크다는 보도를 내놓았습니다.[60] 근거는 위고비 사용자 1,926명과 콘트라브 사용자 1,348명을 비교한 캐나다 브리티시컬럼비아대 분석으로, 위고비 군의 탈모가 약 50% 증가했습니다.[61] 특히 여성 위험이 두 배 높았고, 1,000명당 26.5건에서 탈모가 관찰됐습니다. 보통 투여 후 2~3개월 사이에 시작되었습니다.

탈모의 주된 원인은 휴지기 탈모telogen effluvium로 추정됩니다. 급격한 체중 감소나 영양 불균형으로 휴지기 모발 비율이 20~50%까지 늘면 머리카락이 눈에 띄게 빠집니다. 보통 3~6개월 내 회복되지만, 드물게 안드로겐성 탈모가 나타날 수 있어 이 경우 약물 중단이 필요합니다. 위고비 사용자의 약 2~3%가 탈모를 경험할 수 있으므로, 월 3kg 이내의 안정적 감량·충분한 단백질·미네랄 섭취·스트레스 관리로 예방하는 것이 바람직합니다.

절대 금기

다음 상황에서는 GLP-1 약물을 사용하면 안 됩니다.

1 갑상선수질암 medullary thyroid carcinoma 가족력
2 다발성내분비종양증 MEN 2형

이는 동물 실험에서 오젬픽이 갑상선수질암 발생과 관련이 있다는 보고가 있었기 때문입니다.

복용 중인 환자는 췌장 효소·칼시토닌 수치를 정기적으로 확인하고, 목의 결절·부종, 음성 변화, 연하 곤란, 설사 등 갑상선 이상 징후가 있으면 즉시 평가를 받아야 합니다.

부작용 아닌 부작용들

09

 이번 장에서는 GLP-1 약물의 직접적인 부작용 외에 체중 감량에 따른 간접적인 부작용이나, 기타 약물의 사용 여부에 영향을 주는 요소들을 살펴보겠습니다.

급격한 체중 감량 자체의 문제점

 이 문제는 GLP-1 약물 자체의 부작용은 아니고 모든 급격한 체중 감량에서 나타나는 문제입니다. 하지만 급격한 체중 감량은 건강에 여러 가지 위험을 불러오므로 반드시 짚고 넘어가야 해를 막을 수 있습니다.

먼저 GLP-1 약물의 효과로 식욕이 억제되어 칼로리를 심각하게 제한하면 필수 영양소의 부족으로 신체 기능과 전반적인 건강에 문제가 생깁니다. 예를 들어 체중의 급격한 변화는 전해질의 균형을 깨뜨려 쇠약과 어지러움, 불규칙한 심장박동 같은 증상을 불러올 수 있습니다. 또한 담석이 생길 위험이 증가해 복통이나 소화기 증상을 유발하기도 합니다. 심하게 체중이 빠지면 심장에도 영향을 미쳐 두근거림, 고혈압, 심장마비의 위험도 올라갑니다. 설상가상으로 충분하지 못한 영양 섭취로 면역력이 저하돼 감염이나 질병에 더욱 취약해집니다.

그 외에도 일시적인 탈모, 골다공증, 불안, 우울증 등이 생길 수 있습니다. 따라서 GLP-1 약물을 사용해서 체중을 조절할 때에는 균형 잡힌 식단과 운동, 필요한 영양소의 공급이 필수입니다.

비용

약이 비싸서 마음이 아프다

GLP-1 약물이 비싸다는 것은 부작용이 아닙니다. 하지만

이 약물의 가장 큰 단점이기도 하고 지갑을 비게 만들어 가슴을 아프게 한다(!)는 간접적인 부작용을 유발하므로 일단 목록에 집어넣었습니다.

신약은 막대한 개발비용 탓에 늘 비싸지만 GLP-1 약물의 가격은 국가마다 크게 다를 수 있습니다. 2024년 말 미국 상원의 건강교육노동연금위원회HELP 보고서에 따르면 오젬픽의 미국 내 가격은 1달에 969달러였고, 캐나다는 155달러, 독일은 59달러였습니다.[62] 너무 비싸서 미국은 의회 청문회를 열 정도였습니다. 2024년을 기준으로 위고비의 한국 공급가는 37만 2,025원이지만 실제 소비자 가격은 약 60만~80만 원 선입니다.[63] 참고로 2025년 8월 노보 노디스크는 국내 위고비 약가를 여기에서 각 용량별로 최대 40%까지 인하한다고 발표했습니다.

GLP-1 약물 가격은 내려갈 가능성이 매우 큽니다. 경쟁 약물들이 많이 나오기도 하고 미국에서는 노보 노디스크 회사가 원격진료 플랫폼을 통해 위고비를 직접 판매하려는 등 제약회사들이 가격을 낮추기 위한 전략을 추진하고 있어서입니다. 게다가 먹는 GLP-1 약물 제제가 나오면 주사기 키트를 쓰지 않아도 되고 약을 만들 때 약물의 순도 처리 과정도 간단해지므로 주사제의 판매가는 크게 떨어질 것입니다.

약 때문에 먹는 양이 줄어드니 결국 돈이 절약되는가

한국에도 시판이 승인된 젭바운드(마운자로)는 위고비(오젬픽)와 월에 내야 할 가격은 비슷할 것으로 보입니다. 젭바운드(마운자로)의 단위 가격이 비슷하다면 체중 감량 1%당 따졌을 때는 오히려 더 저렴할 수 있습니다.

재미있게도 이러한 GLP-1 비만치료제를 사용한 후 월 식비 지출이 줄어서 약값을 어느 정도 상쇄한다는 연구가 있었습니다.[64] 2024년 12월 발표한 코넬 대학교의 연구에 따르면 15만 가구를 대상으로 소비 형태를 비교했을 때 GLP-1 약물을 사용 후 6개월이 지났을 때 가구의 식료품 지출이 평균 5.5% 감소했고 고소득층에서는 최대 8.6%까지 감소했다고 합니다.

통계에 따르면 우리나라의 경우 2024년 가구당 외식 포함 월평균 식비는 84만 1,000원이므로 GLP-1 약물을 쓴다면 식비를 한 달에 약 5만 원 절약하는 것이 됩니다.[65]

식비 계산이 너무 궁상맞아 보인다면 악착같이 제네릭(복제) 의약품이 나올 때까지 기다리는 방법도 있습니다. 위고비는 2028년에, 젭바운드는 2030년에 복제 약품이 출시될 예정입니다. 그리고 다른 모든 신약이 그러하듯이 그때쯤이면 콧대 높은 제약회사들도 가격을 내릴 것입니다.

오젬픽 페이스

지방이영양증 lipodystrophy이라는 병이 있습니다. 주로 HIV 바이러스를 치료하는 초기 항레트로바이러스 치료제를 사용한 환자에게 나타나는데, 비정상적으로 특정 부위(목 뒤, 가슴, 복부)에는 지방이 축적되고 다른 특정 부위(얼굴, 팔다리, 엉덩이)에는 비정상적으로 지방이 많이 빠지는 모습을 보입니다. 그래서 AIDS가 흔한 미국에서는 친구가 갑자기 얼굴에 살이 쏙 빠져 퀭하게 나타나면 "너 AIDS 치료받았어?"라고 농담으로 물어보기도 합니다. 이 지방이영양증이 생길까 봐 AIDS 치료를 거부하는 사람이 있을 정도입니다. 그런데 오젬픽을 사용한 사람도 이렇게 얼굴 살이 확 빠져서 지방이영양증 같은 모습을 보일 때가 있습니다. 바로 '오젬픽 페이스Ozempic face'입니다.

살이 빠질 때는 얼굴 근육도 같이 빠진다

오젬픽 같은 GLP-1 약물은 특히 얼굴에서 더 두드러지는 급격한 지방 감소를 유발할 수 있습니다. 지방만 빠지는 것은 아닙니다. GLP-1 약물을 사용해서 뺀 체중의 최대 40%는 근육 등 지방이 아닌 성분에서 기원합니다.[66] 그래서 얼굴의 근육도 영향을 받아 근육이 얇아지고 줄어듭니다.

우리 주변에는 얼굴에 살이 쪘다고 속상해하는 사람이 많지만, 사실 얼굴 지방은 매우 중요합니다. 얼굴 뼈와 눈·코·입 같은 중요 장기를 보호하고 얼굴의 아름다움과 탄력을 좌우합니다. GLP-1 약물에 의한 지방 감소로 피부 속을 채우며 완충하던 지방이 사라지면 얼굴 피부가 변형되고 쪼그라듭니다. 또한 지방만 사라지는 것이 아니라 얼굴 피부 구조를 지탱하는 엘라스틴과 콜라겐도 감소해 체중이 빠진 뒤 피부는 수축 능력을 상실하게 됩니다.

갑자기 늙어 보여요

그 결과 오젬픽 같은 GLP-1 약물을 쓰는 사람들에게서 주름이 늘고, 지방 감소로 피부가 헐거워지고 처지며, 뼈에 피부만 붙여놓은 듯한 모습이 나타나기도 합니다. 지방이영양증과 같이 노화 징후가 커 보이는 것이죠. 이 현상은 특히 중년 이후에 두드러집니다. 젊은 사람은 엘라스틴·콜라겐이 풍부해 피부가 늘어나도 구조를 어느 정도 유지하지만, 40대 후반부터는 피부 수축 능력이 줄어 얼굴 지방 손실만큼 처짐이 가속됩니다.

원래도 나이가 들면 지방조직이 줄고 진피의 지지 성분이 감소해 주름이 생깁니다. 여기에 급격한 체중 감소로 얼굴 뼈가 약간 감소하고 골밀도가 떨어져 구조적 지지가 더 약해집니다. 즉 GLP-1 약물로 인한 빠른 감량이 노화의 징후를 강조한다고 볼 수 있습니다. 오젬픽 페이스는 뺨이 처지고 관자놀이가 꺼지며 눈 밑 지방 패드가 줄어드는 모습으로 드러납니다. 체중이 크게 줄면 턱 밑 피부도 늘어질 수 있습니다.

이 때문에 성형외과에서는 히알루론산 필러, 폴리-L-젖산 주사, 실 리프팅, 지방 이식 등으로 볼륨 회복이나 처짐 개선을 시도합니다. 상당한 체중 감량을 보장하는 GLP-1 약물에 '오젬픽 페이스'라는 부작용 아닌 부작용이 있으므로, 의료진은 약물이 얼굴 외모에 미치는 영향을 이해하고 적절한 대처를 안내할 필요가 있습니다.

오젬픽 베이비

지방세포도 일을 합니다

비만은 임신을 방해합니다. 비만은 월경을 불규칙하게 만들고 자연유산 위험도 높입니다.[67] 지방세포는 놀고먹지 않습니다. 식욕 억제 호르몬 렙틴을 분비하고, 아로마타제 효소로 안드로겐을 에스트로겐으로 전환합니다. 지방이 많은 여성은 폐경 후에도 상대적으로 더 많은 에스트로겐을 생산하므로 폐경 증상이 덜할 수 있지만, 일반적으로 과잉 에스트로겐은 난포 성숙과 배란을 방해해 월경 불순을 초래할 수 있습니다.

우리 아이는 오젬픽 베이비

최근 비만 여성들이 GLP-1 약물로 체중을 줄이면서 호르몬이 정상화돼 임신에 성공했다는 '오젬픽 베이비 Ozempic baby' 사례가 SNS에 잇따릅니다. 체중을 감량한 뒤 약을 끊고 임신했다면 큰 문제가 없겠지만, 복용 중 의도치 않게 임신하면 불안감이 커집니다.

아직 GLP-1 약물은 임산부 대상 대규모 연구가 부족합니다. 오젬픽(위고비)·마운자로(젭바운드)의 처방 정보에는 "약물 사용 시 경구 피임약 흡수가 지연될 수 있다"라는 경고가 포함돼 있습니다. 이는 호르몬 변화가 아닌 약물의 위 배출 지연이 피임약 흡수를 떨어뜨릴 수 있다는 의미입니다.

임신과 GLP-1 약물

사실, 동물 실험은 GLP-1 약물의 임신출산 안전성에 대해 우려스러운 단서를 던집니다. 앞서 밝혔듯 생쥐에게서 갑상선수질암이 보고돼 '종양 촉진 가능성'이 제기됐습니다. 임신한 설치류에 약물 투여 시에는 새끼의 체중이 더 작았고, 드물게 기형이 관찰되었습니다.[68] 여기에는 강한 포만 효과로 모체 섭취 열량이 줄어 태아 영양 제한이 발생했을 가능성도 있습니다.

또한 토끼를 대상으로 한 오젬픽 투여 연구에서는 유산과 태아 선천성 결손이 보고되었고,[69] 원숭이 실험에서도 세마글루타이드가 태아의 구조적 이상과 선천 합병증을 일으켰다는 FDA 자료가 있습니다.[70]

결과적으로 임신을 계획하거나 가능성이 있는 경우에는 GLP-1 약물 복용을 사전에 중단하는 편이 안전해 보입니다. 현재 연구진이 '오젬픽 베이비' 사례를 포함해 임산부신생아 데이터를 계속 모으고 있으므로 추후 명확한 근거가 제시될 것입니다. 그때까지는 GLP-1 약물을 사용할 때 철저한 피임을 권장합니다.

약을 끊자마자 시작되는 요요 전쟁 10

끊으면 다시 찐다?

GLP-1 약물 연구자들은 지금까지 '어떤 기간 동안 체중을 감량하는 방법'은 잘 알고 있습니다. 하지만 '그렇게 줄어든 체중을 유지하는 방법'은 아직 연구 중입니다. 그간의 연구들을 종합해 보면, 확실한 것은 약물을 중단했을 때 다시 체중이 늘어난다는 점입니다.

빠진 체중의 3분의 2가 돌아온다

예를 들어 세마글루타이드를 사용한 연구에서는 평균 17%의 체중을 감량한 피험자들이 약물을 완전히 중단한 뒤 평균적으로 감량분의 3분의 2만큼 체중이 다시 늘었습니다.[71] 체중 감량 폭이 클수록 신체의 '되돌리려는' 생리적 반응이 강해지므로, 이 회복 폭은 더 약한 약물인 리라글루타이드 중단 때보다 큽니다. 또 다른 연구에서는 세마글루타이드로 20주간 10.6%를 감량한 피험자가 약물 중단 시 체중의 6.9%를 회복했지만, 68주까지 계속 복용한 사람들은 추가로 약 8%(총 17.4%)를 더 감량했습니다.[72]

이런 회복 현상은 GLP-1 약물에만 국한되지 않습니다. 오를리스타트, 날트렉손-부프로피온, 펜터민-토피라메이트 같은 경구 비만약도 중단 8주 후부터 뚜렷한 체중 회복이 나타났고 20주까지 지속되었습니다.[73]

종합하면 패턴은 분명합니다. 약을 완전히 끊으면 어느 정도 체중이 돌아옵니다. 반면 감량이 정체기에 접어들어도 GLP-1 제제를 지속 복용하면 최소 4년간은 감량 폭을 유지할 수 있다는 보고가 있습니다.[74]

다만 여기엔 '평균의 함정'이 있습니다. 모두가 동일하게 반응하는 것은 아니죠. 세마글루타이드와 리라글루타이드 추적 연구에서 약물 중단 1년 후에도 56.2%(리라글루타이드 55.7%)는 체중을 유지하거나 추가 감량에 성공했습니다.[75] 반면, 약 17~18%는 감량분을 전부 되돌리거나 오히려 초기 체중을 넘어섰습니다.

감량한 체중을 유지하는 세 가지 전략

이에 대해 연구자들은 여러 가지 방법을 시험했습니다. 먼저 세마글루타이드를 사용하다가 약 9주 동안 점진적으로 용량을 줄이며 생활습관 교정에 집중해 보았습니다. 9주 동안 빠진 체중은 2.1%였으며, 연구자들은 이렇게 서서히 세마글루타이드를 줄여나간 참가자들이 그 후 26주간 안정적인 체중을 유지했다고 밝혔습니다. 하지만 약 20%의 참가자는 다시 체중이 늘어 세마글루타이드를 재개해야 했습니다.[76]

그다음은 필요할 때 GLP-1 약물을 '리필'해 쓰는 방법입니다. 일단 세마글루타이드로 목표 체중을 달성한 뒤 생활습관 변화에 집중하며 용량을 점차 줄이다가 체중이 다시 증가하면 그때마다 GLP-1 약물을 다시 투여하는 식이었습니다. 이 방법은 장기 유지에 드는 비용을 줄이는 전략이 될 수 있습니다.

마지막으로, 약 1년간 GLP-1 약물을 사용하다가 6개월에 걸쳐 메트포르민·토피라메이트·부프로피온·펜터민 같은

2세대 비만치료제로 전환하는 연구도 있었습니다.[77] 이 방법으로 이후 2년 동안 참가자 대부분이 감량 체중을 유지하는 데 성공했습니다.

이러한 연구들을 통해 어렴풋이 얻은 결론은 다음과 같습니다.

1. GLP-1 약물의 용량을 천천히 줄이면서 생활습관을 교정하면 감량 체중 유지에 일부 도움이 된다.
2. GLP-1 약물을 중단한 뒤 체중이 늘 때마다 그때그때 다시 사용하면 유지에 도움이 된다.
3. GLP-1 약물 중단 후 2세대 비만치료제로 유지요법을 쓰는 것도 도움이 된다.

기본적으로 비만은 만성·재발성 질환이므로 어떤 접근법을 택하든 장기적인 관리가 필요합니다. 결국 많은 사람이 GLP-1 약물을 (중간에 일시적 중단이 있더라도) 장기간 사용해야 한다는 뜻입니다. 다음 장에서는 이러한 재발을 막기 위해 GLP-1 약물 사용과 함께 시작해야 할 생활습관 교정과 운동요법을 살펴보겠습니다.

생활습관 교정과
운동의 필요성

11

살 빼려면 몸시계를 고쳐라

신체의 일주기 리듬

우리 몸은 잠, 주간 활동, 식사처럼 일정한 리듬을 따릅니다. 혈당도 이러한 일주기에 맞춰 엄격한 리듬이 있습니다. 스트레스 호르몬인 코르티솔은 대개 아침에 가장 높고 저녁에는 낮습니다. 간에서 포도당을 새로 만드는 과정을 포도당신합성gluconeogenesis이라고 부르는데, 코르티솔은 공복이나 스트레스 상황에서 당신생을 촉진해 혈당을 올립니다. 다시 말해 코르티솔은 우리가 기상하기 전 밤새 떨어진 혈당을 올려, 포도당을 에너지원으로 하는 뇌의 아침 활동을 돕습니다.

이러한 일주기 리듬을 지키는 호르몬은 코르티솔뿐만이 아닙니다. 세포의 포도당 흡수를 조절하는 인슐린도 일주기 리듬을 따릅니다. 일반적으로 혈당은 공복 아침에 가장 낮고 식사 후 상승합니다. 인슐린 민감성은 이에 맞춰 낮 동안 높고 밤에는 낮습니다. 멜라토닌, 성장호르몬, 렙틴, 그렐린 등도 각각 일주기 리듬이 있습니다.

일주기 리듬이 망가지면 생기는 문제

신체는 이렇게 알아서 리듬을 유지하지만, 우리의 생활습관이 이를 망가뜨릴 수 있습니다. 예를 들어 교대근무, 밤샘, 반복적인 시차 노출 같은 상황이 그렇습니다. 그러면 혈당 조절에 문제가 생겨 인슐린 저항성이나 제2형 당뇨병 등 대사증후군을 불러올 수 있습니다. 결국 제2형 당뇨병이 생기면 인슐린 감수성이 줄어 새벽 고혈당이 생기거나, 밤새 저혈당 반동으로 아침에 고혈당이 나타나기도 합니다.

또한 뇌 시상하부의 시교차상핵SCN은 신체 '시계' 역할을 합니다. 망막의 광수용체가 빛 정보를 SCN에 전달하면 뇌가 밤낮을 인식합니다. 이 리듬이 지연된 사람은 '올빼미족', 빨라진 사람은 '아침형 인간'입니다. 리듬이 망가지면 수면·각성 주기, 체온, 호르몬 분비, 식욕, 소화 기능, 심박수, 에너지 대사 등 전반이 흩어집니다.

착한 어린이 필수론

따라서 규칙적인 수면과 생활 리듬은 생각보다 훨씬 중요합니다. 수면이 부족하고 리듬이 깨지면 혈당 문제뿐 아니라 배고픔·포만감 신호가 꼬여 비만과 대사장애를 유발할 수 있습니다.

더불어 감정 상태나 스트레스는 장 기능에도 영향을 미칩니다. 스트레스는 장운동 변화를 일으켜 설사나 변비를 유발하고, 장벽 투과성을 바꿔 '장 누수'를 일으킵니다. 통증 반응도 심해집니다. 결과적으로, 위장 장애 부작용이 흔한 GLP-1 약물 사용자는 스트레스로 증상이 악화될 수 있습니다.

작가 로버트 풀검의 책 『내가 정말 알아야 할 모든 것은 유치원에서 배웠다』처럼, GLP-1 약물과 병행해야 할 생활습관은 단순합니다. 제때 자고, 푹 자고, 제시간에 적절한 음식을 먹고, 스트레스를 관리하며 감정을 조절해야 합니다.

주사만으론 부족한 이유

GLP-1 약물을 사용하면 체중이 저절로 빠질까요? 위고비나 젭바운드로 치료받는 분들은 식습관 조절이 필요한지 궁금해합니다. 이는 GLP-1 약물이 체중 감량 면에서 혁신적인 성과를 보여 '마법 같은 약'으로 오해받기 때문입니다.

결론은 이렇습니다. "GLP-1 약물은 상당 부분 식욕 억제를 통해 체중을 줄여줍니다. 그러나 무반응자를 고려하고, 부작용을 줄이며, 약물 효과가 끝난 이후를 대비하려면 식습관 교정이 반드시 필요합니다."

약만으론 부족할 때: 식습관으로 무반응 돌파

GLP-1 약물의 종류에 따라 무반응자가 10명 중 한두 명이라는 사실을 앞의 6장에서 확인했습니다. 제약회사의 홍보와 언론의 대대적인 보도로 대부분은 GLP-1 약물을 사용하면 아무 노력을 하지 않아도 자연스럽게 체중이 빠질 것으로 기대합니다. 그러나 이는 식욕 억제 효과만으로 체중 감량이 가능한 '반응이 좋은 환자'에게만 해당합니다. 논문에서 제시되는 결과는 항상 평균치이므로, 무반응자는 늘 평균에 가려져 "난 전혀 안 빠졌는데!"라며 억울해합니다. 실제로 비만 치료 목적으로 위고비를 처방하는 의사들은 1차 용량에서 또는 2차 용량까지 올려도 체중 감소가 없다는 불만을 자주 듣습니다. 따라서 6장에서 다룬 바와 같이 무반응자·평균 반응자·과반응자 가운데 무반응자의 비율을 줄일 방법을 살펴볼 필요가 있습니다.

한 가지 열쇠는 대부분 비만 치료 임상연구에서 GLP-1 약물의 농도를 올리면 무반응자 비율이 줄었다는 점입니다. 즉 초기에 식습관 교정으로 체중 감량을 유도하면, GLP-1 농도에 반응이 시작되는 어느 시점에 무반응자가 '반응자'로 전환될 수 있습니다. 사람들은 다이어트에 끊임없이 도전하고 끊임없이 실패합니다. 처음부터 효과가 없으면 쉽게 포기하는 경향이 있으므로, 식습관 교정으로 작은 성과를 먼저 확인해 포기를 막고 약물 효과가 나타날 때까지 다이어트를 이어가게 만드는 전략이 유용합니다.

이때 활용할 수 있는 방법이 임상시험에서 위약군에게 제공된 '표준 개입standard intervention'입니다. 이는 보통 하루 500kcal를 줄이고, 주당 150분 운동하며, 한 달에 한 번 상담하는 방식입니다. 비슷한 식습관 교정을 통해 초기 체중 감량을 확보하는 것이 목표입니다.

대개 표준 개입만 받은 위약군은 12~20주 차에 체중 감량이 정체되지만, GLP-1 사용자들은 그 뒤로도 체중 감량을 이어가 총감량 폭이 훨씬 커집니다. 신체가 체중 감소에 적응해 '반격'하는 시점이 바로 GLP-1이 최고 용량에 도달하는 시점이라는 뜻입니다. 게임으로 치면 우리 편 본진이 도착할 때까지 탑에서 혼자 버티는 상황에 비유할 수 있겠죠.

평균반응자와 과반응자도 식습관 교정이 필요하다

평균반응자와 과반응자는 표준 개입이 없어도 큰 체중 감량을 경험합니다. 그러나 장기 유지가 목표이거나 GLP-1을 영원히 복용할 생각이 아니라면 식습관 개선이 필수적입니다. 칼로리 섭취를 관리하고, 특정 영양소를 챙기며, 부작용 위험을 줄이는 식단을 통해 지방 감소를 극대화하고 근손실을 최소화해야 합니다.

살은 약이 빼도 몸매는 운동이 만든다

운동을 하지 않아도 체중은 빠질 수 있다

체중 감량만 놓고 보면 운동의 직접 효과는 상대적으로 작습니다. 보통 30분간 빠르게 걷기를 주 3회 하면, 회당

100~300kcal, 한 달 1,200~3,600kcal 정도를 소모합니다. 체지방 1kg을 줄이려면 약 7,700kcal 소모가 필요하므로, 한 달간 운동으로 줄인 체중은 0.16~0.47kg에 불과합니다. 들인 노력에 비해 체중 변화가 미미해 보일 수 있습니다.

중요한 것은 근육 손실

비교를 위해 같은 기간을 가정하면, GLP-1 약물에 반응해 하루 섭취 열량을 600~800kcal 줄이면 한 달 1만 8,000~2만 4,000kcal, 곧 2.3~3.1kg 감량이 가능합니다. 이렇다 보니 "운동이 꼭 필요할까?"라는 의문이 생깁니다. 그러나 운동은 건강 개선에 필수입니다. GLP-1로 체중이 줄 때 지방뿐 아니라 근육도 함께 감소한다는 점을 고려하면, 운동을 통해 지방·근육 손실 비율을 조정해야 합니다.

예를 들어, 체중 100kg인 두 사람이 GLP-1로 각각 10kg을 감량했다고 가정합시다. 한 사람은 운동 없이, 다른 사람은 운동을 병행했습니다. 겉보기 체중 감소는 같지만, 운동하지 않은 사람은 빠진 무게의 약 75%가 지방, 25%가 근육이었습니다. 운동을 병행한 사람은 지방 감소 비율이 훨씬 높고 근손실이 적었습니다. 즉 동일한 체중 감량이라도 운동을 함께 한 쪽이 '지방 감량' 목표를 더 많이 달성한 셈입니다.

운동이 요요현상을 막는다

게다가 운동은 근육 손실을 막을 뿐만 아니라 체중 재증가(요요)도 막아준다는 사실이 밝혀졌습니다. GLP-1 약물로 목표 체중 감량에 도달한 뒤 운동을 하면 어떤 효과가 있는지 알아본 연구가 있었습니다.[78] 2020년 참가자들은 처음 8주 동안 초저칼로리 식단(800kcal/일)으로 평균 13kg을 감량한 뒤, 그다음 52주간 위약·운동·리라글루타이드·운동+리라글루타이드 등 네 군으로 무작위 배정되었습니다. 여기서 운동은 주당 중강도 이상 150분 혹은 고강도 75분이 목표였고, 트레이너 지도하에 고강도 운동을 수행하고 개인 운동도 주 2회 병행했습니다.

결과는 놀라웠습니다. 1년 후 위약군은 약 6kg(감량 체중의 45%)이 다시 늘었지만, 운동만 하거나 리라글루타이드만 사용한 군은 약 2kg을 추가 감량했습니다. 특히 운동+리라글루타이드 병용군은 총 4kg을 추가로 감량했고 체지방률도 의미 있게 감소했습니다. 운동이 약만큼 효과를 보였다는 근거가 제시된 셈입니다.

운동은 골밀도도 변화시킨다

게다가 더 좋은 효과도 있습니다. 해당 연구의 후속 논문에서는 골밀도 변화를 살펴보았는데, 운동이 체중 감량으로 인한 골 손실을 상쇄하거나 역전시켰다고 보고했습니다.[79] 1년 추적 결과 위약군과 리라글루타이드만 사용한 군은 골밀도가 감소했으나, 운동 단독군과 운동+리라글루타이드 군은 골밀도가 오히려 증가했습니다.

또한 운동 단독군과 병용군은 그 뒤 1년간도 높은 활동 수준을 유지했다고 보고했는데, 이는 장기 습관 형성 측면에서 중요합니다. GLP-1 약물을 평생 복용할 계획이 아니라면 '습관' 형성이 결정적 요소가 됩니다.

GLP-1 약물과 운동에 관한 결론

이러한 연구로부터 결론을 내려봅시다.

1. GLP-1 약물로 체중을 감량하면 근손실이 발생한다. 운동은 지방을 줄이고 근육을 유지·증가시켜 신체 구성을 개선한다.
2. 운동은 GLP-1 중단 후 발생할 수 있는 요요현상을 완화한다.
3. GLP-1 감량 과정에서 저하되는 골밀도를 운동이 보호한다.

4 약물과 병행한 운동은 장기적인 활동 습관 정착에 도움을 준다.

확실해진 점 하나, GLP-1 약물을 쓸 때는 반드시 운동을 병행해야 합니다. 사실 다이어트를 시작하든 하지 않든, 다음 연구 한 편만 알아도 당장 몸을 움직이고 싶어질 겁니다. 2010년 호주 연구는 TV 시청 시간과 사망률을 분석했습니다.[80] TV 시청이 곧 '비활동 시간'의 대리 지표라는 가정하에, 하루 4시간 시청자는 사망률이 약 46% 증가했습니다. 간단히 말해 TV 시청을 1시간 늘리면 사망률이 11% 오른다는 뜻이고, 반대로 1시간 줄여 운동(또는 다른 활동)으로 바꾸면 11% 낮아집니다. 오늘 넷플릭스 정주행을 고민했다면, 꽤 찝찝해지는 수치죠.

다음 두 장에서는 "어떤 식사를 하고 어떤 운동을 해야 할까?"를 개괄적으로 살펴보겠습니다.

무엇을 얼마나
먹을 것인가?

12

물

 물은 영양소가 아니지만 GLP-1 약물 사용자에게는 영양소보다 훨씬 중요해질 수 있습니다. 그 이유는 GLP-1 약물의 효과로 장에서 음식물이 체액과 섞여 이동하는 속도가 크게 늦어지기 때문입니다. 게다가 GLP-1 약물의 식욕 억제 효과와 위장 장애 때문에 사용자는 음식뿐 아니라 수분까지 덜 섭취하는 경우가 많습니다.

 GLP-1 약물 사용 후 수분 섭취가 평균 490ml(위약군 대비 17%) 감소했다는 보고도 있습니다.[81] 이는 GLP-1 약물이 식욕을 억제하는 것을 넘어 갈증 신호를 감소시켜 자발적 수분 섭취까지 줄인다는 뜻입니다. 여기에 구토·설사 같은 부작용까지 더해지면 탈수 위험은 더 커집니다.

수분 섭취 감소는 탈수와 전해질 불균형 위험뿐 아니라 변비라는 괴로움까지 부릅니다. 섬유질만 늘리고 물을 충분히 마시지 않으면 변비가 오히려 악화합니다. 따라서 GLP-1 사용자라면 음료와 음식을 포함해 하루 2.0~2.5L의 수분, 그중 순수 물로 1.5~2L 이상 섭취를 권장합니다.

한 가지 주의할 점은 저장성(전해질이 거의 없는) 물을 한 번에 500ml 이상 급히 마시지 말라는 것입니다. 일반 생수·정제수를 과량·속음하면 혈장이 희석되고 물이 세포 안으로 이동해 세포가 팽창, 심하면 저나트륨 혈증과 같은 2차 문제가 생길 수 있습니다. 물은 천천히 나눠 마시거나 적절히 전해질이 든 음료를 선택하는 편이 안전합니다.

단백질

모든 영양소가 중요하지만 그중에서도 단백질이 가장 핵심입니다. 근육·피부·뼈·장기·모발·손톱 등 대부분의 조직이 단백질로 이루어져 있고, 효소·호르몬 생성, 면역 기능, 산소 운반도 담당하기 때문입니다. 아미노산이 부족하거나 에너지가 결핍되면 신체는 근육·장기를 분해해 아미노산을 확보하므로 대사·건강이 흔들리고 외모도 급격히 노화해 보일 수 있습니다.

초저칼로리 다이어트 연구에서 얻은 교훈

1970년대 유행했던 초저칼로리 다이어트(400~800kcal/일)는 극심한 근손실을 일으켰습니다. 연구자들은 어느 정도 단백질을 보충해야 근육을 유지할 수 있는지 확인했습니다.[82] 일반 권장량이 체중 1kg당 0.8g이라면, 초저칼로리 상태에선 거의 두 배인 1.5g이 필요했습니다. 즉 칼로리가 부족할수록 일일 단백질 필요량은 오히려 늘어납니다. GLP-1 약물로 체중을 감량할 때 하루 단백질 필요량을 계산하는 공식은 다음 표와 같습니다.[83] 자신의 체중kg에 1.3을 곱하면, 하루에 섭취해야 할 단백질g이 계산됩니다.

GLP-1 약물로 체중 감량 시 하루 필요 단백질 계산 공식
: 자기 체중(kg) × 1.3g = 하루 필요 단백질

분류	하루 단백질 필요량
일반 성인	0.8g/kg
고령자	1.0~1.2g/kg
운동하는 사람	1.2~2.9g/kg
체중 감량 중	1.5~2.2g/kg
근육량 증가 목표	1.6~2.4g/kg
고강도 운동선수	최대 2.5g/kg

GLP-1 약물을 사용하면 본질적으로 칼로리 섭취가 줄어든다는 점에서 이러한 연구는 시사하는 바가 큽니다. 예를 들어보겠습니다. GLP-1 약물을 사용하기 전 하루에 80g의 단백질을 섭취하는 사람이 있다고 합시다. 약물을 사용해 칼로리 섭취가 약 25% 줄면 하루 단백질 섭취량도 60g으로 감소합니다. 칼로리가 부족할수록 단백질 필요량은 오히려 늘어나는데, 공급이 줄어들면 곧바로 근육 손실로 이어집니다. 따라서 GLP-1 약물을 사용할 때도 가능한 한 적은 칼로리 안에서 최적의 단백질(그리고 다른 필수 영양소)을 확보해야 합니다.

또한 근육량이 줄어들면 뇌로 배고픔 신호를 보냅니다. 즉 근육 손실은 식욕을 높입니다. 이러한 사실은 제2차 세계대전 무렵 미네소타에서 단서가 나왔습니다. 당시 병역을 거부한 양심적 병역거부자들에게 12주간 정상 식이를 제공한 뒤 24주간 칼로리를 50% 제한하고 신체 반응을 관찰한, 이른바 '미네소타 기아 실험'입니다. 연구에 따르면 심각한 체중 감소로 근육량이 줄어들면 이후에 과식이 지속됐습니다.[84] 근육량이 회복되기 전까지 '배고픔'이 이어졌으며 연구진은 이를 보상적 과식으로 설명했습니다. 결국 근육량을 지키면 식욕 조절에도 유리합니다.

섬유질과 채소

섬유질과 채소는 필수 영양소는 아니지만 GLP-1 약물 사용자에겐 그 못지않게 중요합니다. 미네랄·비타민을 공급하고 변비를 막아주기 때문입니다. 섬유질은 대변의 부피를 만드는 주재료입니다. 부피가 적절해야 직장 벽을 팽창시켜 배변 반사를 일으킵니다. 섬유질이 부족하면 자극이 약해져 대변이 직장에 오래 머무르고 수분이 빠져나가 변비가 생깁니다.

그런데 단백질과 마찬가지로 GLP-1 약물을 시작하면 식사량 감소로 섬유질 섭취가 더 줄 수 있습니다. 평소에도 섬유질이 부족했던 사람은 문제가 급격히 심각해집니다. GLP-1 약물은 위장관 운동을 늦춰 음식이 대장에 머무는 시간이 길어지므로 변비 위험을 더 키울 수 있는데, 섬유질 섭취까지 감소하면 상황은 악화됩니다. 그렇다고 갑자기 섬유질을 대폭 늘리면 복부 팽만·가스 등 위장 장애가 심해질 수 있으니 서서히 늘리는 편이 안전합니다.

하루에 꼭 먹어야 할 섬유질의 양

하루 권장 섬유질 섭취량은 성인 남성 기준으로 25~30g, 성인 여성은 20~25g입니다. 과일은 명성에 비해 섬유질 함량이 생각만큼 높지 않습니다. 예를 들어 사과를 껍질째 먹으면 섬유질이 약 4g, 껍질을 벗기면 2g 정도일 뿐입니다. 생과일보다는 견과류·베리류·아보카도가 섬유질이 풍부합니다.

섬유질은 수용성과 불용성으로 나뉘는데, 둘 다 변비 완화에 도움이 되지만 작용 방식은 다릅니다. 수용성 섬유질은 물에 녹아 젤을 형성해 대변을 부드럽게 하고 대장 통과를 쉽게 만듭니다. 불용성 섬유질은 물에 녹지 않고 부피를 늘려 직장 팽창을 자극해 배변을 유도합니다. 대부분의 식품은 두 종류를 모두 포함하므로 굳이 따로 계산할 필요는 없지만, 변비 원인에 따라 수용성:불용성 비율을 1:2 정도로 조정하면 도움이 됩니다.

- **수용성 섬유질**: 살구, 아보카도, 콩, 보리, 브로콜리, 무화과, 배, 천도복숭아, 견과류, 귀리 껍질·가루, 씨앗, 대두, 고구마, 순무
- **불용성 섬유질**: 밀기울, 통밀빵, 현미, 과일 껍질, 코코넛, 아마씨, 렌틸콩, 견과류, 순무, 감자 껍질, 옥수수

지방

지방은 맛이 좋습니다. 식감을 풍부하게 하고 음식의 맛을 높이며, 다양성을 더해 장기적인 식단 준수에 도움이 됩니다. 그렇지만 GLP-1 약물을 사용할 때 지방 섭취는 주의해야 할 문제가 있습니다. 지방은 그 자체로 위 배출을 늦춰 음식이 위에 오래 머무르게 하고(덕분에 포만감이 생깁니다), GLP-1 약

물도 위 배출을 지연시키므로 두 작용이 겹칩니다. 어떤 사용자는 지방이 많은 음식을 먹고 나서의 느낌을 "위에 돌처럼 멈춰 있다"라고 표현하기도 합니다. 따라서 GLP-1 약물 사용자는 하루 지방 섭취를 적정선으로 제한해야 합니다.

하지만 극단적 저지방 식단은 담낭 문제를 일으킬 수 있습니다. 담낭은 지방을 먹을 때 담즙을 분비해 소화를 돕는데, 지방이 너무 적으면 담즙 분비가 줄어 담즙이 정체·농축됩니다. 그 결과 담석이 생길 위험이 커집니다. 게다가 (8장에서 다룬 것처럼) GLP-1 약물 자체도 담낭 질환을 유발할 수 있습니다.

연구에 따르면 GLP-1 약물 사용자는 위약군보다 담낭 질환 위험이 약 1.3~1.6배 높습니다.[85] 이유는 두 가지입니다. 첫째, GLP-1 약물이 장운동뿐 아니라 담낭 수축도 억제해 담즙이 정체됩니다. 둘째, 약물 효과로 식사량이 줄어 담즙 배출이 감소하면서 담즙이 더욱 농축됩니다. 결국 담석증·담낭염 등 담도 질환이 발생할 수 있습니다. 그러므로 GLP-1 약물을 사용하며 다이어트를 할 때도 일정량의 지방은 필요합니다. 권장 공급원으로는 두부, 콩, 두유, 견과류, 올리브유, 등푸른 생선, 아마씨 등이 있습니다.

탄수화물

탄수화물은 에너지원이며, 간·근육에 글리코겐 형태로 저장됩니다. 지방보다 칼로리 밀도는 낮지만 맛과 식단 다양성을 높여 장기적 식이요법에 필수적입니다. GLP-1 약물 사용 시 지방 섭취를 다소 줄여야 하므로, 필요 열량을 맞추려면 탄수화물 비중을 적절히 늘려 균형을 맞추면 됩니다.

탄수화물을 구분해 먹자

탄수화물을 분류하는 방법은 다양하지만, 무엇을 먹어야 할지 쉽게 가늠하려면 식품의 출처에 따라 자연 탄수화물, 정제 탄수화물, 가공식품 단순당으로 나눠보는 편이 좋습니다. 이렇게 하면 과다 섭취가 쉬운 형태인지, 부피 대비 칼로리가 높은지 판단하기가 수월해져 건강한 탄수화물 섭취에 도움이 됩니다.

먼저 자연 탄수화물은 과일·채소·통곡물·콩류처럼 자연 상태에 존재하는 탄수화물입니다. '작정하고' 과식하지 않는 한 이들만으로 과잉 칼로리를 얻기는 쉽지 않습니다. GLP-1 약물로 체중을 줄이려는 사람에게 가장 바람직한 형태죠. 게다가 자연 탄수화물에는 식이섬유·비타민·미네랄이 풍부합니다. 물론 과일을 즙으로 만들면 포만감을 주지 못해 수백 kcal까지 과잉 섭취할 수 있습니다.

정제 탄수화물은 곡물을 깎아 내 식이섬유와 영양소가 제거된 흰빵·설탕·과자·음료수 등을 말합니다.

가공식품 단순당은 탄산음료나 시리얼 등 가공식품에 첨가된 단·이당류인 설탕, 액상과당, 포도당 시럽, 케이크 등이 대표적입니다. 단순당은 열량 섭취가 매우 쉬우며, 특히 지방과 결합한 정크푸드는 고칼로리라 비만 치료의 '천적'입니다.

그렇다 해도 GLP-1 약물을 쓰다 보면 상황에 따라 액체 탄수화물이 필요할 때가 있습니다. 식욕이 급감해 총열량이 지나치게 줄었을 땐 설탕물보다는 주스나 우유처럼 미량 단백질·무기질이 함께 들어 있는 음료를 선택할 수 있습니다. 반대로 평소에는 액체 탄수화물을 피하고 자연 탄수화물 위주로 섭취하는 편이 좋습니다.

고강도 운동을 하는 사람은 충분한 탄수화물이 필수입니다(저강도 운동은 해당 없음). GLP-1 약물로 식욕이 떨어져 필요한 칼로리를 못 채우면, 위장 부담이 적은 액체 탄수화물을 운동 직후 보충하는 것이 도움이 됩니다.

기타: 필수지방산·미네랄·비타민

 필수지방산은 몸에서 합성되지 않아 반드시 식품으로 섭취가 필수입니다. 오메가-6·오메가-3 지방산은 세포막 구성, 호르몬 전구체, 염증 조절, 신경·심혈관 보호에 관여하는 성분입니다. 오메가-6과 오메가-3의 섭취 균형이 무엇보다 관건입니다. 부족하면 당뇨·심혈관 질환·아토피성 피부염, 집중력·시력·면역 저하 등으로 온몸이 '항의'를 보입니다. 주요 공급원은 들기름, 아마씨유, 호두, 연어, 고등어, 정어리, 해바라기유 등이 대표적입니다.

 GLP-1 약물로 총 섭취 열량이 줄면 비타민·미네랄도 부족해질 수 있습니다. '오젬픽 페이스'처럼 주름이 늘어나는 현상도 미량영양소 결핍이 있으면 악화할 수 있죠. 아울러 지용성 비타민(A·D·E·K)과 철·아연·셀레늄의 섭취 상태가 피부·면역·피로감에 영향을 줄 수 있습니다. 다만 결핍은 장기간에 걸쳐 나타나므로, 식단을 골고루 구성하면 보충제를 한 움큼씩 삼킬 필요까지는 없습니다.

식사의 순서

일단 뱃속에 들어가면 다 똑같이 똥으로 나올 것이니 음식의 섭취 순서는 상관없을 것이라 생각하면 큰 오산입니다.

고기·생선과 밥의 섭취 순서가 식후 혈당에 미치는 영향을 살핀 연구가 있습니다. 오사카의 한 연구팀은 제2형 당뇨병 환자 12명과 건강인 10명을 대상으로, ① 밥→생선, ② 생선→밥, ③ 고기→밥을 15분 간격으로 섭취하게 한 뒤 세 순서의 식후 혈당을 비교했습니다.[86] 그 결과 생선이나 고기를 먼저 먹고 밥을 나중에 먹었을 때 혈당이 의미 있게 낮아졌고, 위 배출이 지연되며 인크레틴 반응이 증가했습니다.

또 다른 서구식 식단 연구에서는 단백질·섬유를 먼저 먹고 10분 뒤 탄수화물을 섭취한 군과, 그 반대 순서로 먹은 군을 비교했습니다. 탄수화물보다 단백질을 먼저 섭취한 경우 식후 30분 혈당 피크가 약 28% 감소했고 인슐린 반응도 확실히 낮아졌습니다.[87]

종합하면, 식사할 때 샐러드·나물 같은 식이섬유나 고기·생선 같은 단백질 음식을 먼저, 밥·빵 등 탄수화물은 나중에 먹는 섭취 순서가 더욱 건강합니다.

식사의 양

GLP-1 약물을 쓰면 자연히 식사량이 줄지만, 매 끼 어느 정도 먹었는지 가늠할 수 있어야 체중 조절에 유리합니다. 가장 정확한 방법은 저울을 쓰는 것이지만, '손으로 음식 측정하기 hand-portion' 법도 있습니다.

- 단백질: 손가락 제외 손바닥 크기
- 채소·과일: 주먹 한 덩이
- 탄수화물: 한 손을 오므려 물 뜨듯 담은 만큼
- 지방: 엄지손가락 한 마디

개인 체형·활동량에 따라 오차가 있지만, 연구에 따르면 의외로 실제 섭취량과 근접한 결과를 보여줍니다.

GLP-1 약물 사용 시 실제 운동 방법

13

약물 + 운동: 무엇부터 할까?

시작이 반이다

마음을 먹었지만 바로 운동을 시작하지 못하는 경우가 있습니다. 과체중이나 비만인 사람은 활발한 움직임이나 운동 자체가 어려울 수 있기 때문입니다("내 몸을 보세요! 운동이 되는 몸인지!"). 이때 GLP-1 약물로 체중이 줄면 움직임이 쉬워져 자발적 활동 수준이 높아집니다. 초기에는 식단과 약물로 감량을 시작하고, 체중이 일정 수준 줄어 현실적으로 가능해질 때 운동을 시작해도 됩니다. 시간이 지남에 따라 활동량이 증가해 칼로리 소모가 늘고 총 체중 감량에도 도움이 됩니다. 그러므로 GLP-1 약물을 시작했다면 '앞으로 어떤 운동을 할지' 머릿속에 그려두어야 합니다.

세 가지 운동

운동은 무궁무진하지만 여기서는 유산소 운동(심혈관 운동)·인터벌 트레이닝·저항 운동 세 가지만 집중합니다.

- 유산소 운동: 걷기, 조깅, 달리기, 자전거, 수영, 에어로빅, 줄넘기 등. 기본 걷기만 해도 2,000~2,500보당 약 100kcal를 소모하므로 '하루 1만 보'면 400kcal를 추가로 태웁니다. 또 식사 후 10~20분 걷기는 GLP-1 약물로 생길 수 있는 소화 장애를 완화합니다.
- 인터벌 트레이닝: 15~90초 고강도 운동 ↔ 같은 시간 저강도 운동을 번갈아 반복. 예) 준비운동 5분 → 1분 고강도+1분 저강도 ×5 → 정리운동 5분.
- 저항 운동: 바벨·덤벨·머신, 밴드, 맨몸 등을 이용해 근육에 부하를 주는 운동. GLP-1 약물로 인한 근육 손실을 막는 데 가장 효과적입니다. 주 2회, 회당 30분만 해도 근육 손실을 크게 줄일 수 있습니다. 한 메타 분석(12~24주, 최대 중량의 ≥65% 부하)에서는 칼로리 제한 식

단 중 근육 감소를 90% 이상 억제했습니다.[88]

실전 가이드: 이렇게 움직인다

유산소 운동

유산소 운동의 목표는 구체적이어야 합니다. 체력 향상을 노린다면 주 3회 이상이 기본이며, 강도는 보통 심박수로 조절합니다. 일반 성인의 경우 분당 120~150회가 무리가 없는 목표로 쓰이지만, 연령·질환에 따라 조정해야 합니다. 보다 정밀하게는 카르보넨 공식을 활용합니다.

목표 심박수

= (220−나이−안정시 심박수)×운동강도 + 안정시 심박수

운동강도는 0~1 사이 소수로 표기합니다. 예컨대 '약간 힘든' 정도는 0.7, '가벼움'은 0.6, '매우 가벼움'은 0.5로 두면 됩니다. 40세, 안정 시 심박수 72bpm, 운동강도 0.7이라면, (220−40−72)×0.7 + 72 = 147회가 됩니다.

주	빈도	강도 (분당 심박수)	시간
1주	주당 3회	114~125회	20분
2주	주당 3회	114~125회	25분
3주	주당 4회	114~125회	25분
4주	주당 4회	125~136회	25분
5주	주당 4회	125~136회	30분
6주	주당 5회	125~136회	30분
7주	주당 5회	136~147회	30분
8주	주당 5회	136~147회	35분
9주	주당 5회	136~147회	35분
10주	주당 6회	136~147회	40분
11주	주당 6회	136~147회	40분
12주	주당 6회	136~147회	45분

- **시간** : 처음엔 20분, 익숙해지면 45분까지 늘려보세요.
- **빈도** : 주 3회(최소), 필요 시 더 자주.
- **방법** : 빠른 걷기·달리기·수영·자전거·계단 오르기·에어로빅 등.

GLP-1 약물을 쓰는 동안에는 점진적 과부하 원칙이 특히 중요합니다. 위고비처럼 주 1회 주사를 맞는 경우, 주사 날짜를 '단계 업그레이드'의 마일스톤으로 삼으면 동기 부여에 도움이 됩니다.

- **첫 2~3주**: 안정시 +10~20bpm 정도의 낮은 강도로 10~15분 걷기부터 시작.
- **중간 단계**: 시간을 20~30분으로 늘리고, 걷기→조깅처럼 강도를 살짝 끌어올림.
- **유지·발전**: 주당 3~4회의 규칙적 운동에 도달하면, 강도(심박수) 또는 거리·경사도를 점진적으로 상승.

서두르지 마세요. 낮은 강도·짧은 시간으로 출발해 빈도와 시간을 먼저 늘리고, 마지막 단계에서 강도를 조절하는 쪽이 부상 위험과 탈진을 줄입니다. 목표가 뚜렷해야 첫발을 내디딜 수 있고, 작은 성취를 누적할수록 장기 유지가 수월해집니다.

인터벌 트레이닝

인터벌 트레이닝은 고강도와 저강도 운동을 짧게 번갈아 수행합니다. 장시간 지속하는 유산소 운동보다 훨씬 짧은 시

주	고강도 운동	저강도 운동	반복
1주	15초	15초	2~3회
2주	15초	15초	3~5회
3주	15초	15초	5~8회
4주	15초	15초	8~10회
5주	30초	30초	2~3회
6주	30초	30초	3~5회
7주	30초	30초	5~8회
8주	30초	30초	8~10회
9주	45초	45초	2~3회
10주	45초	45초	3~5회
11주	45초	45초	5~8회
12주	45초	45초	8~10회

간에 비슷한 수준의 건강 이점을 제공한다는 장점이 있습니다. 효율을 중시하고 시간이 늘 촉박한 우리나라 사람들의 특성과 특히 잘 맞는 운동 방법이죠. GLP-1 약물 복용 중이라면, 한 주에 유산소 운동을 3회 한다고 가정할 때 주 1회의 인터벌 트레이닝을 추가하는 정도가 적절합니다.

 인터벌 트레이닝에서 고강도 구간은 '간신히 완료할 수 있을 정도'가 알맞습니다. 예컨대 숨이 턱밑까지 차오르고 말을 잇기 힘든 전력 질주가 해당됩니다. 반면 저강도 구간은 일반 유산소 운동보다도 한층 약해야 하며, 회복을 위해 충분히 느린 속도를 유지해야 합니다.

인터벌 트레이닝이 건강 개선에 반드시 필요한 것은 아니지만, 효율·근력·지구력·이동성 향상, 그리고 무엇보다도 높은 성취감에서 큰 도움을 줍니다.

저항 운동

바벨·덤벨·웨이트 머신이 꼭 있어야 저항 운동을 할 수 있는 것은 아닙니다. 근육에 부담을 줄 수 있다면 무엇이든지 저항 운동이 될 수 있습니다. 체중·모래주머니·돌 등 중력을 '이용'할 수 있는 도구라면 모두 가능하죠. 초보자에게 필요한 저항 운동의 양은 매우 적습니다. 주 2~3회, 각 운동(근육그룹)당 8~12회 × 1~3세트면 충분합니다.

체육관에서는 전문 코치의 도움을 받을 수 있지만, 여기서는 집에서도 할 수 있는 예를 들어 보겠습니다. 대근육과 작은 근육을 번갈아 자극해 피로를 분산하고, 근육 회복을 위해 제시된 순서대로 수행하기를 권합니다.

저항 운동에서 가장 중요한 것은 안전입니다. 초보자가 너

순서	운동	주 타깃	방법(요약)
1	스쿼트	하체·엉덩이	다리를 어깨너비로 벌리고 앉듯이 무릎을 굽혔다 펴기. 무릎이 발끝을 넘지 않게 주의.
2	푸시업	가슴·삼두·어깨	몸을 일직선으로 유지한 채 손바닥 힘만으로 가슴을 내렸다 밀어 올리기. 초보자는 무릎 대고 실시.
3	플랭크	코어·복부	팔꿈치와 발끝을 지지점 삼아 몸을 일직선으로 고정, 복근에 힘 주고 버티기.
4	런지	허벅지·엉덩이	한쪽 다리를 내디뎌 무릎 90°, 다시 일어나 반대쪽 반복.
5	체어 딥스	삼두	뒤로 돌아 의자 모서리를 잡고 팔 굽혀 몸을 내렸다가 밀어 올리기. 팔꿈치가 바깥으로 벌어지지 않도록.
6	사이드 레그 레이즈	엉덩이 옆	옆으로 누워 상체·골반·발을 일직선으로 유지한 채 위쪽 다리를 30–45° 올렸다 내리기.
7	밴드 로	등·이두	밴드 중앙을 발에 고정, 양손으로 끌어당기며 견갑골을 모아줌.
8	힙 브리지	엉덩이·햄스트링	누운 뒤 무릎을 세우고 엉덩이를 들어 올려 2초 유지 후 내리기.
9	물병 숄더 프레스	어깨	물병을 어깨 높이에서 머리 위로 밀어 올렸다 내리기.
10	슈퍼맨	등·엉덩이	엎드린 채 팔·다리를 동시에 들기. 턱은 당겨 시선은 바닥 유지.

무 무거운 중량이나 과도한 세트·횟수로 시작하면 부상 위험이 커집니다. 다음 날 심한 근육통이나 인대 손상을 경험하면 "난 안 되나 봐"라며 포기하고 싶어질 수 있으니까요. 특

히 목표 근육에 정확히 자극을 주려면 올바른 자세가 필수입니다. 유튜브 등을 통해 정확한 폼을 확인하고, 최대 운동 능력의 약 60%부터 천천히 중량을 올리면 됩니다. 시간이 지날수록 근육은 더 강해지고, 그에 맞춰 점진적으로 부하를 늘리면 됩니다.

GLP-1 약물 사용과 관련해서 얼굴 지방이 빠져 주름이 도드라지는 '오젬픽 페이스'가 자주 회자됩니다. 사실 엉덩이 볼륨 감소로 생기는 일명 '오젬픽 엉덩이 Ozempic butt'도 문제로 거론됩니다. 다행히 적절한 저항 운동은 이런 체형 변화를 예방·완화하는 데 큰 도움이 됩니다.

GLP-1 약물의 미래

3

끝없는 진화, 차세대 GLP-1

14

치열한 GLP-1 약물 개발

지금까지 GLP-1 약물을 살펴보았는데 제약회사들은 여기에 그치지 않고 효과와 편리성 면에 집중하며 신제품 연구에 매진하고 있습니다. 또한 이미 최근 약들은 체중의 20~25% 감소를 달성했습니다. 그 이상 체중을 줄이는 약은 위험 대비 이득이 낮습니다. 따라서 이제는 부작용 감소에 집중해 각각의 장 호르몬의 용량을 상대적으로 줄인, 여러 다중 호르몬 제제를 연구 중입니다. 게다가 GLP-1 약물들의 기본 특허가 만료되면 저렴한 복제약이 쏟아질 것이고 대중은 이러한 약물에 더 쉽게 접근할 수 있을 것입니다.

경구용 약물

우선 지금까지 나온 GLP-1 약물은 대부분 주사제였는데, 현재 경구용 제제가 개발 중입니다. 알약 형태는 주사제보다 환자 순응도가 높고, 공정이 단순하며 품질 관리가 상대적으로 용이해 대량 생산과 가격 인하가 가능합니다. 적용 질환도 비만·당뇨뿐 아니라 심혈관 질환, 지방간, 알츠하이머병으로까지 확대될 전망입니다.

현재 대표적인 경구용 약물 후보는 노보 노디스크의 경구용 세마글루타이드(리벨서스)입니다. 이 약은 세마글루타이드에 SNAC이라는 흡수 촉진제를 결합해 위산 분해를 억제하고 위에서 바로 흡수되도록 설계했습니다.

리벨서스는 편리하지만 복용 조건이 까다롭습니다. 아침 공복에 물 약 120ml와 함께 복용한 뒤 최소 30분간 아무것도 먹거나 마실 수 없습니다. 현재 당뇨 적응증으로는 15mg까지만 승인됐지만, 노보 노디스크는 비만용 25mg·50mg 용량을 임상 3상에서 시험 중이며 평균 체중 변화가 약 15%로 보고되고 있습니다.[89]

국내에서도 삼천당제약이 리벨서스와 동등한 약물 개발에 성공했다고 밝혔습니다. 리벨서스가 SNAC을 쓴다면 삼천당

제약은 S-PASS라는 기술을 특허로 등록했으며, 한미약품도 월 1회 투여하는 에페글레나타이드를 임상시험 중입니다.

일라이 릴리는 오르포글리프론orforglipron이라는 소분자 경구 GLP-1 작용제를 개발 중입니다. 40주 동안 599명이 참가한 임상 3상을 발표한 연구에서는 당화혈색소 평균 1.3~1.6% 개선과 최고용량(36mg)에서 평균 체중 8% 감소를 보였고 부작용은 경미했습니다.[90]

참고로 SNS에 떠도는 '필름형 위고비'는 실제 위고비 성분이 아닌 일반 다이어트 보조제이므로 주의해야 합니다.

월 1회 투여 주사의 개발

초창기 엑세나타이드는 하루 2회 주사를 맞아야 했지만, 리라글루타이드는 하루 1회, 세마글루타이드·터제파타이드는 주 1회로 발전했습니다. 이제는 월 1회 투여 주사도 연구 중입니다.

예를 들어 암젠의 피하 주사제 마리타이드는 12개월 기준 최대 20%(평균 16%) 체중 감소와 혈압·지질·당화혈색소 개선을 보고했습니다.[91] 구역, 두통, 변비 등의 부작용이 있었지만 용량 조정으로 완화 가능성이 제시되었습니다. 노보 노디스크 등도 월 1회 제제를 개발 중이어서, 장차 월 1회 주사가

GLP-1 투여의 주요 선택지가 될 전망입니다.

다중 호르몬 제제

터제파타이드(당뇨 치료제로 마운자로, 비만 치료제로 젭바운드)가 GLP-1과 GIP를 동시에 공략하는 이중 작용 약물이라는 점은 앞서 확인했습니다. 여기에 일라이 릴리의 레타트루타이드처럼 GLP-1·GIP·글루카곤을 모두 겨냥한 3중 제제까지 등장했습니다. 이렇게 다중 호르몬 제제를 사용하면 체중 감량 효과가 더 크며, 혈당 조절이나 대사 개선에도 유의미한 이점을 보입니다. 예를 들어 레타트루타이드는 12mg을 48주 투여했을 때 체중이 24.2% 감소했습니다. 다만 메스꺼움·구토·설사 같은 위장관 부작용도 흔해, 다른 약들처럼 점진적 증량과 체계적 부작용 관리가 필수입니다.

GLP-1과 아밀린을 결합한 카그리세마 cagrisema, GLP-1과 글루카곤을 함께 투여하는 제제, 기저 인슐린과 병용하는 복합 주사 등도 속속 개발되거나 이미 시판 중입니다. 임상시험 데이터를 훑어보면 '세상의 모든 제약회사가 GLP-1에 뛰어든 것 아닐까' 하는 생각이 들 정도로 경쟁이 치열합니다. 결국 더 안전하고, 더 강력하며, 투여가 편리한 신약이 계속 출시될 전망입니다.

대사를 넘어 전신으로, GLP-1 멀티 이펙트

15

    GLP-1 약물은 비만치료제 외에도 당뇨, 고지혈증, 심혈관 질환 개선 효과를 보인다고 4장에서 설명했습니다. 그러나 이것이 끝은 아닙니다. 신장 질환, 지방간, 치매, 파킨슨병, 수면무호흡증에도 긍정적인 영향을 준다는 보고가 이어지고 있습니다. 일부는 비만·대사 개선의 2차 효과이고, 일부는 약물 자체가 질환에 직접 작용한 결과로 해석됩니다.

신장 질환

    혈당·체중이 개선되면 당뇨병성 신장병도 좋아지겠지만, GLP-1 수용체가 신장에도 존재해 약물이 직접 작용한다는 점이 밝혀졌습니다. 예를 들어 세마글루타이드의 2년 추적 연구에서 신장 관련 복합 사건(심각한 eGFR 저하·투석·이식·신장 사망)이 위약 대비 24% 감소했습니다.[92] 또한 알부민뇨가 줄고 eGFR 감소 속도가 완만해졌습니다. 당뇨 환자는 eGFR이 떨어지면 메트포르민 등 일부 약을 중단해야 하지만, GLP-1 약물은 오히려 신장 보호 가능성을 보여 '복음'으로 불립니다.

지방간

비만 상태에 제2형 당뇨병까지 있으면 지방간 위험이 급격히 상승합니다. 여기에 고혈압·이상지질혈증이 겹치면, 지방간을 넘어 지방간염까지 쉽게 발생합니다. 지방간을 방치하면 간경화나 간암으로도 진행할 수 있으므로 반드시 개입이 필요합니다. 각각의 단계를 건너뛰는 경우도 있지만 대략 순서대로 살펴보면, 지방간 환자의 약 20%가 지방간염을 앓고 있으며 이 모든 이들 중 20%는 3~4년 내에 간경변증으로 진행할 수 있습니다. 또한 지방간염 관련 간경변증이 있는 사람은 연간 1.5~2%씩 간암이 발생할 위험이 있습니다.[93]

그런데 GLP-1 약물이 간 지방을 감소시킨다는 연구 결과가 나왔습니다. 간 내 새로운 지방 합성을 억제하고 지방산 산화를 촉진하며, 염증·섬유화 지표도 개선한다는 것입니다.[94] 기본적으로 이러한 효과는 GLP-1이 인슐린 저항성을 완화하고 체중을 줄인 덕분으로 해석됩니다. 어떤 기전이든 반가운 소식임은 틀림없습니다.

치매(알츠하이머병)

알츠하이머병은 '제3형 당뇨병'이라 불릴 정도로, 뇌 인슐린 저항성이 핵심 원인으로 거론됩니다. 인슐린은 신경세포 생존·성장, 시냅스 형성, 에너지 대사에 관여하며, 특히 기억·학습을 담당하는 해마에서 중요합니다. 인슐린 저항성이 심하면 뇌세포가 제대로 반응하지 못해 신경 퇴행이 촉진됩니다.

GLP-1 약물이 뇌 인슐린 신호 전달을 개선해 신경 대사 기능을 회복한다는 사실이 동물 실험에서 밝혀졌습니다.[95] 연구진은 알츠하이머 유전자 변형 쥐에 8주간 리라글루타이드를 투여한 뒤, 물 미로 테스트로 공간 기억력을 평가하고 아밀로이드 베타 플라크 축적을 확인했습니다. 아밀로이드 베타 플라크는 알츠하이머 초기 단계에서 신경세포 밖에 쌓여 신경 손상·시냅스 기능 저하·염증을 유발합니다. 리라글루타이드 투여군은 대조군보다 기억·학습 능력이 향상되었고 플라크의 면적과 밀도가 모두 감소했습니다.

아직 인간 대상 임상은 부족하지만, 인슐린 경로에 작용하는 GLP-1 약물의 특성상 알츠하이머병에도 긍정적 결과가 나올 가능성이 기대됩니다.

파킨슨병

많은 신경과 전문의는 환자가 진료실 문을 열고 들어오는 순간부터 이미 '진료'를 시작합니다. 가장 먼저 걸음걸이를 살피기 때문이죠. 파킨슨병은 주로 운동 기능에 영향을 미치는 신경퇴행성 질환으로, 중뇌 흑질의 도파민 생성 신경세포가 점진적으로 소실되면서 발생합니다. 대표 증상은 떨림·경직, 발을 질질 끌며 느릿느릿 걷기, 앞으로 구부정한 자세입니다. 초기 치료로는 도파민 전구체인 레보도파 L-DOPA를 투여해 증상을 크게 완화하지만, 시간이 지나면 효과가 감소하고 장기 복용 시 몸이 꿈틀거리거나 얼굴이 씰룩거리는 불수의 운동(디스키네지아)이 나타날 수 있습니다. 아직까지 파킨슨병은 완전히 정복된 질환이 아닙니다.

흥미롭게도 GLP-1 수용체는 중추·말초 신경계에 광범위하게 분포합니다. 동물 치매 모델에서도 GLP-1 약물이 신경 보호 효과를 보여주었는데, 만일 도파민 신경세포까지 보호할 수 있다면 파킨슨병 진행을 늦출 수 있지 않을까요? 실제로 임상시험에서 엑세나타이드 투여군은 운동·비운동 증상이 개선되고 병의 진행 속도가 느려졌다는 보고가 있습니다.[96] 제안된 기전으로는 '미토콘드리아 손상 감소' '항산화·항염증 작용' '도파민 뉴런 손실 억제' 등이 있습니다. 당뇨병 환자는 정상인보다 파킨슨병 위험이 약 36% 높다는 연구도 있어,[97] 인슐린 대사를 개선하는 GLP-1 약물이 파킨슨병에도 효과를 보일 가능성이 어느 정도 엿보입니다. 현재 파킨슨병은 증상 완화 약물만 있을 뿐 치료제는 없으므로, GLP-1 약물이 정식 치료제로 자리 잡을 날을 기대해 봅니다.

그 외 연구 중인 분야

앞서 열거한 질환 외에도 과학자들은 GLP-1 약물이 더 많은 질병에 도움이 될 가능성을 두고 활발히 연구 중입니다. 예를 들어 당뇨망막병증 동물 모델에서 GLP-1 작용제 릭시세나타이드를 투여하자 망막 혈관 구조가 보존되고 신경 기능이 개선되었습니다.[98] 또 고혈압성 녹내장 모델 쥐 연구에선 GLP-1 투여가 망막신경절세포를 보호하고 염증성 사이토카인을 줄였습니다.[99]

천식 환자에게도 희망적인 결과가 이어집니다. 비만과 동반된 천식 환자에게 세마글루타이드를 투여한 연구에선 단순 체중 감소를 넘어 기관지 염증까지 완화되는 추세가 관찰되고 있습니다.[100]

이 밖에도 사람을 대상으로 알코올·니코틴·약물 의존 및 폭식 장애에 GLP-1 약물이 효과가 있는지 임상이 진행 중입니다. 현재까지 동물 실험에선 약물 투여 후 코카인·암페타민·알코올·니코틴 섭취가 줄어드는 결과가 확인됐습니다.[101] 또한 GLP-1이 대장암 등 비만 관련 암 위험을 낮추는지, 원발성 두개내 고혈압에서 세마글루타이드의 두개압 감소 효과를 검증하는지에 관한 연구도 진행 중입니다.

따라서 "GLP-1 약물이 새 질환에 효과적"이라는 속보가 나오더라도 크게 놀랄 필요는 없습니다. 이미 '공부·노래·그림' 다 잘하는 엄친아가 자격증 하나를 더 땄다고 생각하면 될 테니까요. 인류가 또 하나의 병을 정복했다는 다음 뉴스를 기대해 봅니다.

GLP-1 핫라인: 핵심 Q&A

#01 GLP-1 약물이 요즘 정말 인기인가요?

GLP-1 약물은 주로 제2형 당뇨병 치료와 체중 조절에 사용되는 주사제입니다. 대표적인 약물로는 오젬픽, 위고비, 삭센다, 마운자로, 젭바운드 등이 있습니다.

오랫동안 다른 비만치료제를 복용해도 큰 효과를 못 본 사람들이 GLP-1 약물 덕분에 "평생 먹던 약을 줄였다"라고 말하는 경우가 많습니다.

우리나라 비만약 시장 규모는 2024년 약 2,363억 원으로 2023년보다 33% 성장했습니다.[102] 2025년 1분기 국내 비만약 매출 1,086억 원 가운데 위고비 매출은 794억 원(73%)으로, 현재 시장에서 위고비의 점유율이 단연 높습니다.

미국은 사용률이 더 높습니다. 시장 분석에 따르면 미국 성인 약 10%가 GLP-1 처방을 받은 것으로 추정되며, 미국 성인 2,600명을 대상으로 한 설문에서는 "8명 중 1명(약 12.5%)이 GLP-1 약물을 사용해 본 경험이 있다"라는 결과가 나왔습니다.[103] 2021년 이후 4년간 사용량이 약 700% 증가한 점을 고려하면, 앞으로도 위고비 같은 약물을 경험한 사람은 계속 늘어날 것으로 보입니다.

체중 감량을 원하지만 사용을 주저하는 이유로는 부작용 우려(42%), '매주 맞아야 하는 주사'에 대한 거부감(29%) 등이 꼽혔습니다. 향후 부작용 우려가 해소되고 먹는 약 또는 월 1회 주사제가 상용화되면, 주변에서 GLP-1 약물을 사용하는 사람을 더 자주 보게 될 것입니다.

#02 체중 조절을 시작하려면 어떤 약부터 써야 하나요?

현재 비만 치료 목적으로 국내에서 쓸 수 있는 GLP-1 약물은 삭센다와 위고비, 젭바운드입니다. 삭센다와 위고비가 먼저 출시되고 젭바운드가 이제 막 나왔으니 결국 세 약 중에서 비용·주사 횟수·예상 감량 폭·부작용을 비교해 골라야 합니다.

최근 미국에서 돌풍을 일으킨 비만 치료제 젭바운드(당뇨용 명칭은 마운자로)는 2025년 1분기 미국 GLP-1 시장 점유율이 약 53.3%로 위고비(46.1%)를 추월했습니다.

주사 빈도로만 보면 위고비/젭바운드는 주 1회, 삭센다는 하루 1회라서 전자가 더 편리합니다. 1개월 예상 비용은 병·의원·약국마다 차이가 큰데, 삭센다가 조금 저렴해도 두 약 모두 비급여라 진료비까지 합치면 큰 차이가 없을 수 있습니다. 다음 표의 1달 예상 비용은 지금까지의 예상일뿐입니다. 2025년 8월 이미 노보 노디스크는 약가 40% 인하를 결정했으므로 비용은 앞으로 훨씬 줄어들 것으로 보이고 경쟁 제품인 젭바운드도 이와 비슷한 가격으로 맞추려 노력할 것으로 보입니다.

비교	삭센다	위고비	젭바운드
FDA 비만치료제 승인	2015년	2021년	2023년
주사 횟수	하루 1회	주 1회	주 1회
평균 체중 감량	8~10%	15%	20%
1달 예상 비용	20~40만 원	약 40~60만 원	약 30~50만 원 (?)

삭센다·위고비 부작용을 비교한 연구에 따르면 두 약 모두 안전성은 높지만 위장관 부작용(메스꺼움·구토·설사 등)이 흔했고, 용량이 높아질수록 위고비 쪽 부작용 보고 비율이 삭센다보다 다소 늘었습니다. 체중 감량 효과는 위고비가 더 우수하다는 결과가 많습니다.

젭바운드는 GLP-1 + GIP 이중 작용제로 평균 15~20% 체중 감량을 보여 기대감이 큽니다. 2024년 쿠웨이트 GLP-1 사용자 545명 설문에서도 "체중 감량·만족도" 항목이 삭센다 < 위고비 < 젭바운드 순으로 높았습니다.[104]

비교	삭센다	위고비	젭바운드
월 체중 감소	4.00 ± 2.41kg	3.75 ± 2.21kg	4.76 ± 2.82kg
연 체중 감소	6.18 ± 3.83kg	7.14 ± 4.04kg	8.48 ± 4.04kg
부작용	53.9%	39.2%	47.4%
변비	25.7%	28.2%	32.6%
소화불량	9.9%	10.5%	8.1%
복통	34.9%	25.4%	25.2%
메스꺼움(어지러움)	45.4%	39.8%	43.7%
만족도	65.1%	78.5%	88.1%
"남에게 추천합니다"	51.3%	72.7%	83.7%
목표 달성	34%	35.4%	39%
삶의 질 향상	34.8%	51.4%	60.6%

흥미로운 점은, 부작용을 절반 가까이 경험했는데도 만족도·추천 의향이 80% 안팎이었다는 사실입니다. 이 수치만 봐도 위고비·젭바운드가 왜 폭발적 인기를 얻는지 짐작할 수 있습니다.

끝으로, 위고비(오젬픽)의 경구 제형 '리벨서스'도 국내 출시가 예고돼 있습니다. 주사제에 거부감이 있는 분이라면, 경구제는 보통 주사제보다 가격이 낮기 때문에 더욱 반가운 옵션이 될 것입니다.

#03 심하게 비만은 아닌데도 위고비를 써도 될까요?

위고비나 삭센다는 제약회사가 권고하는 BMI 기준이 있습니다.

1   BMI가 30을 넘을 때

2   BMI가 27 이상이면서 체중과 관련한 질환이 있을 때

여기서 '체중과 관련한 질환'은 매우 다양합니다. 비만이 촉발하거나 악화시키는 병이 많기 때문이죠. 예를 들면 제2형 당뇨병·내당능 장애·고지혈증·통풍 같은 대사질환, 고혈압·심부전·뇌졸중 같은 심혈관질환, 수면무호흡증·천식 같은 호흡기질환, 무릎이나 허리 통증 같은 정형외과 질환, 지방간·담낭염 같은 소화기 질환, 다낭성난소증후군·불임 같은 산부인과 질환, 우울증·불안 같은 정신과 질환 등이 있습니다.

우리나라에서는 기준이 조금 낮아 BMI 25 이상이면서 식이·운동요법으로 조절에 실패했을 때 사용을 권고합니다.

문제는 서양 기준인 BMI로만 비만을 판단하면 동양인은 '나는 정상'이라고 착각하기 쉽다는 점입니다. 한국인은 같은 BMI라도 체지방률과 내장지방량이 더 높고, 근육량은 상대적으로 낮아 BMI만으로 건강 상태를 평가하면 위험을 놓칠 수 있습니다.

WHO 자료에 따르면 한국인은 BMI 23 정도부터 이미 당뇨병·고혈압 등 대사질환 위험이 급증합니다.[105] 서양에서 과체중을 BMI 25 이상, 비만을 30 이상으로 보지만 대한비만학회는 한국인의 과체중을 BMI

23~24.9, 비만을 25 이상으로 정의합니다. 따라서 한국인은 BMI뿐 아니라 허리둘레·체지방률·근육량까지 함께 판단해야 합니다. 위고비의 국내 처방 기준을 BMI 25 이상으로 잡은 이유도 여기에 있습니다. BMI가 25를 넘으면 위고비 사용을 고려할 수 있고, 그 이하는 담당 의사와 상의해야 합니다.

비만이나 과체중(동반 질환 포함)이 아닌데 위고비를 쓰면 저체중·영양결핍·근손실·월경불순·골다공증 등 역효과가 날 수 있으니 반드시 전문가 상담 후 결정하세요.

#04 위고비를 반값으로 맞을 수 있다던데, 방법이 뭔가요?

위고비를 처음 사용할 때는 부작용을 줄이기 위해 용량을 단계적으로 올립니다. 매주 1회 주사하는데, 첫 4주 동안은 0.25mg으로 시작해 다음 4주는 0.5mg, 그다음 4주는 1.0mg, 이어서 4주는 1.7mg, 이후 최대 용량인 2.4mg에 도달해 유지합니다. 정상 증량 순서는 다음과 같습니다.

첫째 달	0.25mg	1.5ml
둘째 달	0.5mg	1.5ml
셋째 달	1.0mg	3.0ml
넷째 달 이후	1.7mg	3.0ml
다섯째 달 이후 유지	2.4mg	3.0ml

각 펜에는 150칸이 표시돼 있습니다. 이 가운데 처음 2칸은 '흐름 확인선'이고, 나머지 148칸을 4회로 나눠 한 번에 37칸씩 사용합니다. 결국 펜마다 칸당 농도가 달라집니다. 다음 표는 각 펜의 칸당 농도를 계산한 것입니다.

위고비 용량	1회 주입량	1펜 용량(4회)	상대 농도
0.25mg	0.25mg / 0.375ml	1.0mg / 1.5ml	1
0.5mg	0.5mg / 0.375ml	2.0mg / 1.5ml	2
1.0mg	1.0mg / 0.75ml	4.0mg / 3.0ml	2
1.7mg	1.7mg / 0.75ml	6.8mg / 3.0ml	3.4
2.4mg	2.4mg / 0.75ml	9.6mg / 3.0ml	4.8

그렇지만 위고비는 고가의 의약품이라 비용 절감을 노리고 최고 용량(2.4mg) 펜 하나와 여러 개의 일회용 주사침을 구입해, 다이얼 칸수를 조

기간		2.4mg펜 회당 사용 칸수	실제 들어가는 용량(mg/회)	소모한 누적 칸수	
				첫째 펜	둘째 펜
첫째 달	1주	4	0.256	4/148	
	2주	4	0.256	8/148	
	3주	4	0.256	12/148	
	4주	4	0.256	16/148	
둘째 달	1주	8	0.512	24/148	
	2주	8	0.512	32/148	
	3주	8	0.512	40/148	
	4주	8	0.512	48/148	
셋째 달	1주	16	1.024	64/148	
	2주	16	1.024	80/148	
	3주	16	1.024	96/148	
	4주	16	1.024	112/148	
넷째 달	1주	26	1.664	138/148	
	2주	10 + 16	1.664	148/148	+ 16/148
	3주	26	1.664		42/148
	4주	26	1.664		68/148
다섯째 달	1주	37	2.4		105/148
	2주	37	2.4		142/148

절하며 용량을 단계적으로 늘려 쓰는 사람이 있습니다. 이 때문인지 국내에서는 시작 용량(0.25mg) 펜보다 최고 용량(2.4mg) 펜 판매량이 더 많다고도 합니다.

예를 들어, 처음부터 2.4mg 펜을 구입해 첫 달에는 매주 4칸씩(칸당 0.064mg, 총 0.256mg) 주사해 한 달간 16칸을 소모하면 사실상 최저 용량(0.25mg) 단계와 같은 효과를 노릴 수 있습니다. 둘째 달에는 8칸, 셋째 달에는 16칸씩 맞고, 넷째 달에는 남은 용량과 두 번째 펜을 이용해 채우는 식이죠. 이 과정은 표로 정리하면 한눈에 이해하기 쉽습니다.

잘만 하면 반값에 다섯째 달의 최고 용량에 도달할 수 있으므로 솔깃하긴 하지만, 이 방법에는 몇 가지 문제가 있습니다. 먼저 충분한 지식이 없으면 잘못된 용량을 투여할 위험이 큽니다. 정확한 용량 칸 계산이 필요한데 '고용량 쪼개 쓰기'를 하면 개인별로 오차가 발생하기 쉽기 때문입니다.

다음으로 위고비 주사는 개봉하고 나면 6~8주 안에 사용하도록 판매회사가 권장합니다. 이 기간을 넘겨 사용해도 아직 공식적인 부작용 보고는 없지만, 효과가 줄었다는 사용자 후기는 종종 보입니다.

게다가 최근(2025년 8월) 노보 노디스크는 0.25mg은 40%, 0.5mg은 30%, 1.0mg은 20%, 1.7mg은 10% 가격을 인하하고 최고용량인 2.4mg은 원가로 판매한다고 발표했습니다. 쪼개쓰기의 비용적 이득이 상당히 줄어든 셈입니다.

가장 큰 문제는 '고용량 쪼개 쓰기'로 부작용이 생겼을 경우, 제조회사가 의료적이거나 법적인 책임을 지지 않을 수도 있다는 점입니다. 현재 '쪼개 쓰기'의 이득·위험 비율을 뒷받침하는 신뢰할 만한 데이터는 없습니다. 이 글은 불법·편법을 권하는 것이 아니라, 이미 확산된 오용을 줄이기 위한 최소한의 안전 안내를 제공하려는 취지입니다. 따라서 의사의 처방에 따라 정해진 용량과 일정대로 사용하시기 바랍니다.

#05 약을 쓰면 체중이 바로 빠지나요?

위고비를 사용하면 대개 치료 후 첫 몇 주 이내에 체중 감량 효과가 나타납니다. 다만 개인별 반응은 꽤 다릅니다. 어떤 사람은 위고비 시작 후 1달도 안 돼 뚜렷하게 체중이 줄고, 어떤 사람은 몇 달이 걸리기도 합니다. 몇 달간 꾸준히 치료하면 상당한 체중 감소를 기대할 수 있습니다. GLP-1 치료는 반드시 식단 조절·운동과 병행해야 효과가 높습니다. 대다수 연구에서 위고비의 비만 치료 성적은 1년 사용 뒤에 평가했으니, 장거리 레이스라는 점을 기억하고 인내심을 가지세요.

#06 시작하면 약을 얼마나 오래 써야 하나요?

위고비·삭센다 같은 GLP-1 제제는 장기 사용을 염두에 둔 약입니다. 공식적으로 '최대 사용 기간' 제한은 없지만 보통 1~2년을 목표로 잡는 경우가 많습니다. 비만은 만성 질환이므로 내성이 생기지 않고 담당 의사가 계속 권하면 더 오래 써도 무방합니다. 다만 약을 끊으면 요요가 와서 빠진 체중의 약 3분의 2가 다시 찐다는 보고가 있으므로, 투여 기간 동안 반드시 건강한 식습관과 운동 습관이 자리 잡아야 합니다.

#07 실제로는 몇 퍼센트가 약을 중단하나요?

GLP-1 제제는 위장관 부작용 빈도가 상대적으로 높지만, 임상시험에서 약물 때문에 복용을 중단한 비율은 대개 15% 이하에 머뭅니다. 즉 상당수는 부작용이 견딜 만하거나 짧게 끝난다고 보고했습니다. 그러나 '실제' 사용 환경에서는 1년까지 약을 유지하는 비율이 절반 남짓입니다. 주된 이유는 지속되는 경미 부작용과 높은 약값으로 추정됩니다.

#08 부작용이 정말 심각한가요?

위고비·삭센다의 흔한 부작용은 메스꺼움·구토·변비·설사·복통 등 위장 증상입니다. 드물게 피로감·탈모가 보고되고, 아주 드물게 췌장염·위마비 등 중증 사례가 보고되었습니다. 이는 포만감을 높이고 위 배출을 지연시키는 작용 때문입니다.

대부분의 사용자는 부작용이 경미하고 지속 기간도 길지 않다고 말합니다. 용량을 서서히 올리고, 식사·생활 요령을 미리 준비하면 충분히 대응 가능합니다. 위고비는 반감기가 길어 증상이 사라지는 데 며칠 걸릴 수 있고, 메스꺼움은 주사 직후 1~2일이나 증량 시에 주로 나타납니다.

부작용을 과도하게 걱정하는 분이 많으므로 정리하겠습니다.

1. 위장관 증상은 흔하지만 대부분 관리 가능.
2. 드문 부작용은 담당 의사가 기저질환·동시 복용약을 확인하면 위험을 줄일 수 있음.
3. 담도 질환·췌장염·안과 질환·탈모 등은 정기 추적이 필요함.

#09 메스꺼움을 줄일 방법이 있을까요?

먼저 '나눠 맞기'와 주사 부위 바꾸기를 활용해 볼 수 있습니다. 7장에서 설명했듯, 1주 1회용 주사를 2~3회로 나누면 혈중 피크 농도가 낮아져 위장관 부작용이 덜합니다. 예컨대 위고비 1mg을 월요일·수요일에 0.5mg씩 맞는 식이죠. 주사 부위를 복부 대신 팔이나 허벅지로 돌려 흡수 속도를 늦추는 것도 도움이 됩니다(부위별 흡수 차이 활용).

다음으로 식사 요령입니다. 한 번에 많이 먹지 말고 소량씩 천천히 나누어 섭취하세요. 수분은 충분히, 그러나 달콤·매콤·튀김·지방이 많은 음식은 최소화합니다. 빨대로 음료를 마시면 공기를 삼켜 복부 팽만을 악화하니 컵을 사용하세요. 개인별로 냄새에 예민할 수 있으니 자극적인 향·맛 음식은 피합시다. 차갑거나 실온인 음식이 뜨거운 음식보다 메스꺼움을 덜 유발합니다. 고형식을 삼키기 어렵다면 수프·요구르트·단백질 스무디 같은 유동식을 이용합니다. 식사는 꼭꼭 씹어 천천히, 식후에는 똑바로 앉아 즉시 눕지 않는 습관이 필요합니다.

마지막으로 보조 전략입니다. 사이다·페퍼민트차·생강차, 또는 페퍼민트·생강 사탕이 입안을 상쾌하게 해 구역감을 완화할 수 있습니다. 레몬 향을 맡거나 레몬즙을 탄 물도 도움이 됩니다. 일부 환자는 면봉에 소독용 알코올을 살짝 묻혀 냄새를 맡는 방식으로도 효과를 봤다고 보고합니다. 필요하면 미리 항구토제를 처방받아 두고, 깊은 복식 호흡이나 가벼운 산책으로 증상을 줄여보세요. 증상이 계속되면 병원에서 약·주사·수액 치료를 받는 쪽이 집에서 고생하는 것보다 낫습니다.

#10 위고비나 삭센다를 피해야 하는 사람도 있나요?

임신 중에는 권장하지 않습니다. 비만 치료 목적이라면 BMI 25 미만은 적응증이 아니므로, BMI가 그보다 낮다면 반드시 담당 의사와 상의해 신체 상태를 확인해야 합니다. 18세 미만도 현재는 권하지 않지만, 제2형 당뇨병이 있거나 BMI 30 이상인 청소년을 대상으로 한 연구가 진행 중이라 추후 연령 제한이 낮아질 가능성이 있습니다. 또 당뇨병성 망막증, 췌장·담낭 질환 병력이 있거나 갑상선 수질암·다발성내분비종양증**MEN-2** 가족력이 있다면 사용을 피하거나 각별히 주의해야 합니다.

#11 함께 복용해선 안 되는 약이 있나요?

동일한 GLP-1 제제를 동시에 사용해서는 안 됩니다. 예컨대 위고비와 삭센다를 같이 쓰면 안 됩니다. 또한 GLP-1 제제와 콘트라브·펜터민 등 다른 비만 치료제를 병행하는 것도 안 됩니다.

GLP-1 약물은 위 배출을 지연하므로, 흡수 속도에 민감한 일부 항생제나 경구 피임약의 혈중 농도를 떨어뜨릴 수 있습니다. 반대로 항콜린제나 오피오이드처럼 위장 운동을 느리게 하는 약물은 작용이 겹쳐 부작용 위험이 커질 수 있고, 메토클로프라미드처럼 위장관 운동을 촉진하는 약은 GLP-1 효과를 상쇄할 수 있습니다.

단독 사용 시 GLP-1 제제는 저혈당 위험이 낮지만, 설포닐우레아·메글리티니드계 경구약이나 인슐린과 함께 쓰면 저혈당 위험이 커지므로 용량 조정이나 면밀한 모니터링이 필요합니다.

#12 임신이나 수유 중에도 사용할 수 있나요?

9장의 오젬픽 베이비 섹션에서도 다룬 내용입니다. 아직 모유 수유 중 GLP-1 약물 안전성은 충분히 검증되지 않았습니다. 소량의 약물이 모유로 이동할 수 있지만, GLP-1 제제는 경구 흡수가 거의 없기 때문에 이론적으로는 영아 노출 위험이 낮다고 여겨집니다. 그럼에도 효과 대비 잠재적 위험이 불분명하므로 모유 수유 중 사용은 가급적 피하는 편이 좋습니다. 의료진이 "계속 투여가 이득"이라고 판단한다면, 영아의 성장·혈당·발달을 면밀히 관찰해야 합니다.

임신 중 사용도 현재로선 권장하지 않습니다. 인간 대상 자료가 부족하고, 동물실험에서 태아 독성 소견이 보고됐기 때문입니다.

#13 주사를 깜빡했는데 하루나 이틀 늦게 맞아도 괜찮을까요?

큰 문제는 없습니다. 위고비의 혈중 반감기는 5.7~6.7일로,[106] 하루이틀 앞당기거나 미뤄도 농도 변화가 크지 않습니다. 예컨대 내일 중요한 모임이 있어 메스꺼움이 걱정된다면 주사를 하루 정도 늦춰도 됩니다.

제약사 지침은 "차기 투여 예정 시점이 48시간 미만으로 남았다면 건너뛰고 예정일에 맞는다"입니다. 즉, 매주 토요일 아침에 맞는 사람이라면 목요일 오전 이전에 놓지 못했을 경우 그 주 투여를 건너뛰고 토요일에 정시로 맞는 방식을 권장합니다.

#14 다낭성난소증후군이 있는데 GLP-1 약을 써도 될까요?

다낭성난소증후군PCOS은 배란 이상과 남성호르몬 수치 증가로 불임·여드름·다모증 등을 동반합니다. 인슐린 저항성과 연관돼 체중 증가, 제2형 당뇨 위험도 높습니다.

GLP-1 제제는 체중 감량과 인슐린 저항성 개선을 통해 불규칙한 배란 주기를 정상화하는 데 도움이 될 수 있습니다. 다낭성난소증후군 자체를 완지하진 못하지만, 생활습관 개선 후에도 체중 관리가 어려울 때 GLP-1 투여를 고려할 수 있습니다. 체중이 줄면 월경이 규칙해지고 배란 회복으로 생식력이 향상될 가능성이 큽니다.

#15 위고비를 맞고 나서 트림이 잦은데 해결책이 있나요?

위고비를 사용한 사람 가운데 "달걀 썩은 냄새가 나는 트림이 잦다"라고 호소하는 경우가 있습니다. 음식이 위에 오래 머무르면 발효·가스 생성이 늘어나는데, 위고비가 위 배출을 지연시켜 소화 속도가 느려졌기 때문입니다.

과도한 트림을 줄이려면 가스를 잘 만드는 식품, 특히 유황(황) 함량이 높은 식품의 섭취를 조절해야 합니다.[107] 단백질 공급은 유지하되, 다음 음식은 양을 줄여보십시오.

- 콩류, 브로콜리, 양배추, 방울양배추
- 맥주·와인 등 주류
- 유제품(우유·치즈 등)
- 마늘·양파·부추·파처럼 유황이 많은 채소, 고단백 육류
- 고추냉이·겨자·카레 가루·생강 가루 등 향이 강한 향신료

이 밖에도 탄산음료와 과당이 많은 단 음료는 피하세요. 설탕은 황화수소 생성 박테리아의 먹이가 되므로 가스를 늘립니다. 음주 역시 트림을 악화시킬 수 있습니다.

#16 피로가 심한데 어떻게 해야 하나요?

피로는 약물 자체의 부작용, 혹은 식욕 저하로 인한 열량·영양 부족 때문에 생길 수 있습니다. 하루 세 끼(또는 두 끼+간식)를 균형 있게 드세요.

철 결핍도 흔한 원인입니다. 식사량이 줄면 철분 섭취도 감소하므로 콩·두부·살코기·시금치·철 강화 시리얼 등으로 보충하십시오.

주사 날의 피로가 부담되면 금요일 밤에 맞고 주말에 휴식을 취하는 방법도 있습니다.

#17 위고비 후 변비가 생겼어요. 어떻게 해결하죠?

삭센다·위고비 사용자 10명 중 약 2명은 변비를 겪습니다. 식사량·식이섬유·수분 섭취가 모두 줄고, 장운동까지 느려지기 때문입니다. 배변 횟수가 주 3회 미만이거나 배출이 힘들다면 관리가 필요합니다. 도움이 되는 식품은 다음과 같습니다.[108]

- 자두주스: 소르비톨이 변을 부드럽게 합니다. 하루 110~170ml 정도가 적당합니다.
- 커피: 카페인이 장 운동을 자극합니다. 하루 한 잔이면 충분합니다.
- 엑스트라버진 올리브오일: 공복에 한 티스푼을 섭취하거나 샐러드·

채소에 곁들이면 윤활 효과가 있습니다.

반대로 튀긴 음식·패스트푸드는 변비를 악화합니다. 매일 같은 시간에 화장실에 가는 배변 습관을 들이고, 변의를 참지 마세요. 좌변기 대신 쪼그리고 앉는 자세가 도움이 될 때도 있습니다.

증상이 지속되면 무리하지 말고 의사에게 완하제·섬유질 보충제 등 전문 처방을 받아야 합니다.

#18 오젬픽 페이스를 예방하려면 어떻게 해야 하나요?

급격히 살이 빠지면 얼굴 지방이 줄어 주름이 깊어지는 '오젬픽 페이스'가 생길 수 있습니다. 40대 후반에서 흔하지만, 젊은 층에서도 나타날 수 있다는 점을 기억해야 합니다. 성형 시술은 이 책의 범위를 벗어나므로, 일상에서 실천할 수 있는 예방·완화 요령만 정리합니다.

- **체중 감량 속도 조절**: 5kg만 빠져도 얼굴 변화가 두드러집니다. 삭센다·위고비는 1년 장기 계획에 맞춘 약이므로, 월 1.5~3kg 감량이면 충분히 서두르지 않는 속도입니다.
- **영양 균형**: 건강한 지방, 저지방 단백질, 항산화 식품을 고루 드세요. 연어·견과·씨앗류(오메가-3)와 비타민 C·아연·콜라겐 합성에 필요한 아미노산이 풍부한 통곡물·보충제 등이 피부 탄력 유지에 도

움을 줍니다.

- 충분한 수분: 물은 물론 오이·수박·잎채소처럼 수분 함량이 높은 식품이 건조와 잔주름을 예방합니다.
- 근육 보존 운동: 급격한 감량은 지방뿐 아니라 근육도 잃게 만듭니다. 주 2~3회 저항 운동과 간단한 얼굴 근육 스트레칭으로 탄력 저하를 최소화하세요.
- 수면·스트레스 관리: 잠이 부족하거나 스트레스가 지속되면 콜라겐 분해가 빨라집니다. 규칙적 수면, 명상·호흡·가벼운 스트레칭으로 코르티솔을 낮추면 피부 노화 속도를 늦출 수 있습니다.

또한 데일리 클렌저-비타민 C 세럼-보습 크림 등 기본 스킨케어를 하루도 빼놓지 말고 발라주세요.

#19 체중 감량, 기록하면 더 잘 빠질까요?

미국 피츠버그 대학교의 24개월 연구에서 기록 방식(노트, PDA, PDA+자동 피드백)보다 기록을 얼마나 자주·꾸준히 하느냐가 체중 감소에서 더 큰 변수라는 결과가 나왔습니다.[109] 기록 지속률이 60% 이상인 그룹은 30% 미만 그룹보다 유의하게 더 많은 체중을 뺐습니다.

또 다른 연구에선 체중을 자주 달수록 감량 폭이 커졌다는 상관관계가 확인됐습니다.[110] 즉 노트든 앱이든 하루 1회 꼬박꼬박 기록하면 감량 목표 달성에 도움이 됩니다.

부가적 장점도 있습니다. 주사 용량과 부위를 잊지 않고 확인할 수 있을 뿐 아니라, 메스꺼움·변비 같은 부작용이 언제 어떤 용량에서 나타나는지 패턴별로 파악할 수 있어 의사와 상의하기가 훨씬 쉽습니다.

) *#Wegovy* (

나가는 글

자기만 날씬하려고?

진료실에서가 아니라 사석에서 주변 분들과 체중 고민에 관한 이야기를 나눌 때가 종종 있습니다. 요즘은 당연하다는 듯 주제가 결국 위고비로 향하게 됩니다. 가장 흔하게 듣는 말은 "부작용이 심하다고 하던데… 그거 써도 되는 약이에요?"입니다. 그러면 저는 항상 농담처럼 한마디를 합니다: "그거, 위고비로 먼저 살 뺀 사람들이 밑밥 놓는 거예요. 자기만 날씬하게 오래 살려고요."

연구에서 위고비 치료를 그만둔 사람의 비율이 15%에 이르는 것과 실제 심각한 소화기 부작용을 경험한 사람의 고충을 생각하면 저 농담은 적절하지 않습니다. 하지만 농담이 알려주는 사실은 중요합니다. ① 당신보다 먼저 위고비를 사용해 본 사람들이 존재한다. ② 위고비의 체중 감량 효과는 확실하고, 체중을 빼면 최종적으로 건강해진다.

열매만 뽑아먹자

위고비를 두고 부작용 이야기가 화제가 된 이유는, 위고비를 포함한 GLP-1 약물이 특이하게도 약 자체의 '작용'이 '부작용'으로 여겨질 수 있다는 특징 때문입니다. 즉 GLP-1 약물은 더부룩함과 포만감을 '작용'으로 삼아 체중을 빼는데, 사용자는 그 불편감이 과하면 '부작용'으로 받아들입니다.

이는 우리가 작용과 부작용이 명확히 갈리는 약들에 익숙해서 그럴 것입니다. 예를 들어 두통약은 두통을 없애고, 항생제는 박테리아를 죽이며, 콧물약은 콧물을 사라지게 하죠. 하지만 위고비는 부작용 직전까지 작용을 활용해야 합니다. 적절히 속이 더부룩해 음식에 손이 가지 않아야 약물이 성공하는 식입니다.

따라서 우리는 언제나처럼 득과 실을 계산해 이 문제를 해결해야 합니다. (이 책을 쓰기로 마음먹은 이유도 부작용에 관한 소문 때문에 불안해하는 사람들이 위고비 사용의 득과 실을 정확히 계산하도록 돕기 위해서입니다.) 최대한 위고비 정보를 모으고 미리 방아을 쥬비해 '실'은 최소화하고, 체중 감량과 건강 회복이라는 '득'만 얻도록 해야 합니다.

나만 모를 순 없지

사실 책을 쓴 데는 다른 목적도 있었습니다. 신기술(신약)에 대한 적응입니다. 현대인은 본능적으로 뒤처지는 것을 두려워합니다. 신기술에 적응하지 못해, 산업혁명 당시 방직기계를 부수었던 섬유노동자, 즉 러다이트Luddites가 되는 것은 아닐까 하는 걱정이죠. 뒤처지는 것에 얼마나 분노가 컸던지, 어떤 러다이트는 공장 소유주를 기다렸다가 총으로 사타구니를 쏴서 살해하기도 했습니다.

비만 치료 분야도 마찬가지로 신약 때문에 대세가 바뀌었습니다. GLP-1 약물 판매의 엄청난 성장세를 생각하면, 그동안 처방했던 식욕억제제나 지방분해제는 앞으로 거의 명맥만 유지할 가능성이 큽니다. 앞으로의 관련 뉴스도 대개 GLP-1 약물의 비만 정복 이야기를 다룰 것으로 보입니다. "이것은 나쁜 약이야!"라며 망치를 들고 위고비 펜을 부수느냐, 아니면 이 책을 참고삼아 신약의 효능을 인지하고 건강한 삶으로 나아가느냐는 이제 독자의 선택에 달렸습니다.

시작이 반이다

누구나 아는 격언이지만 "시작이 반이다"라는 말이 진실임을 이번 책이 또 한 번 입증했습니다. 제가 증인입니다. 제목을 정하고 목차 순서를 고민하며 자료를 수집해 첫 문장을 쓰는 것이 시작이었는데, 그게 곧 절반이었습니다. 벌써 '나가는 글'을 쓰고 있으니 '시작'이 얼마나 위대한지 새삼 깨닫습니다.

독자 여러분도 건강한 삶을 '시작'하는 '반'이 이 책이 되길 바랍니다. 위고비의 효과와 가능한 부작용 대책을 확인하고, 운동과 식단을 어떻게 할지 고민하며 책을 정독하는 것이 시작이며, 그 시작이 곧 건강한 삶의 반이 될 것입니다. 이 책이 제공하는 트래커 노트의 마지막, 12개월째 체중을 적으며 책을 닫을 때, '시작'이 얼마나 위대한지 알려주는 또 다른 증인이 되시길 기대합니다.

감사의 글

이 책의 내용에 도움을 주고 언제나 용기를 북돋아 준 친구들에게 감사를 전해야 합니다. 정형외과 김종필 원장과 가정의학과 박영조 원장, 정신의학과 권영문 원장은 늘 새 책 소식을 물어보며 제 작업을 자기 일처럼 기뻐해 주었습니다. 내과 우영식 원장도 위고비 사용 정보를 전해주며 큰 도움을 주었습니다.

원고를 살펴봐 준 내과 이정아 선생님과 내과 최원준 원장님은 책이 나오면 제가 가장 먼저 자랑하는 선배 부부입니다. 어른이 되어서도 마음껏 자랑하고 칭찬을 기대할 사람이 있다는 것은 행운이며 행복입니다. 기댈 언덕이 되어주신 것에 항상 감사드립니다.

책이 나오면 찾아가 안부와 함께 전해드리면 언제나 즐겁게 읽어주시는 정형외과 김종석 원장님과 가정의학과 이유정 원장님께도 감사를 전합니다. 특히 피부·비만 클리닉을 운영 중이신 이유정 원장님은 위고비 처방 경험에 관한 소중

한 정보를 주셨습니다. 두 분은 제 삶의 모델입니다.

언제나 받은 것이 드린 것보다 많아 감사의 빚이 쌓여 있는 신경외과 유재철 원장님 부부께도 존경의 마음을 전합니다. 두 분의 선한 영향력이 모르는 사이에 제게 힘을 발휘했다는 사실을 아시면 놀라실 것입니다.

감사를 전할 때 저의 영어 선생님 매튜 산타귀다는 절대 빠뜨릴 수 없습니다. 11년간 한 주도 빠짐없이 수업하며 배운 것은 영어뿐만이 아니었습니다. 때로는 삶의 상담자였고 미래의 제시자였으며 도전의 응원자였습니다. 새로운 아이디어의 원천인 매튜 선생님께 감사드립니다.

동아시아 출판사의 한성봉 대표님께 감사를 전합니다. 한 대표님은 제가 원고를 처음 전달했을 때 기꺼이 출판을 결정해 주시고, 그 뒤로도 여러 번역을 제안하시며 경험을 쌓게 해 주었습니다. 글 쓰는 재미, 그 글이 책으로 나오는 재미를 맛보게 해주신 점 감사드립니다.

사실 책을 기획하고 제안해 주신 분은 동아시아 출판사의 히포크라테스 김선형 편집팀장님입니다. 항상 에너지와 아이디어가 넘치는 분으로, 뭔가를 떠올려 결과가 나오는 모든 과정에서 가상 중요한 "씁시다!"를 외쳐주셨습니다. 저의 든든한 출판계 인맥이 되어주셔서 덕분에 저도 나름 출판계에

한 다리 걸치고 있다고 자랑하고 다닙니다.

아내와 두 자녀 다혜, 건휘에게 감사를 전합니다. 저는 일찍이 아내가 저보다 열 배쯤 현명함을 깨달은 뒤 시키는 대로 잘하려 노력 중입니다. 다른 말 필요 없이 사랑한다고 적어 영원히 글로 남기고 싶습니다. 특히 다혜는 원고를 살펴보며 세세한 오류를 고쳐주었습니다. 건휘는 별로 도와준 것은 없지만 존재 자체가 기쁨입니다. 가족 모두에게 사랑을 전합니다.

마지막으로 언급할 가족이 있습니다. 이 책을 쓰던 중인 5월의 마지막 날, 17년간 우리 가족과 함께했던 강아지 로이가 무지개다리를 건넜습니다. 출근할 때면 아이들은 내다보지 않아도 로이는 항상 문 앞까지 배웅 나와 가족으로서 예를 다했으므로 아내와 저는 '효견'이라는 별명으로 불렀답니다. 글을 쓰는 동안 늘 옆에 누워 있어 준 로이에게 이 말을 전하고 싶습니다. 고맙다, 로이야.

#Wegovy

GLP-1

참고문헌

1. Rehfeld JF (2018). 'The origin and understanding of the incretin concept'. *Frontiers in Endocrinology*, 9, 387.

2. Perkins RG (1919). 'A study of the munitions intoxications in France'. *Public Health Reports (1896-1970)*, 34(36), 1890-1907.

3. Teramoto S, Tomita T, Matsui T, Ohno T (2011). 'Exendin-4, a GLP-1 receptor agonist, ameliorates endothelial dysfunction and oxidative stress in streptozotocin-induced diabetic rats'. *International Heart Journal*, 52(6), 382-387.

4. Rotzler C, Kurz AJ, Drewlo DM, Cornely A, Kribben J (2018). 'Systemic allergic reaction to the GLP-1 receptor agonist exenatide'. *Clinical Diabetes and Endocrinology*, 4, Article 8.

5. ProLynx Inc. (2024, August 21). "ProLynx announces preclinical data for long-acting anti-obesity drug conjugates". 《ProLynx Inc.》. https://prolynxinc.com/pdf/PressRelease_82124.pdf

6. Rao M, Gershon MD (2016). 'The bowel and beyond: the enteric nervous system in neurological disorders'. *Nat Rev Gastroenterol Hepatol*, 13(9), 517-528.

7. Hinnen D (2017). 'Glucagon-like peptide 1 receptor agonists for

type 2 diabetes'. *Diabetes Spectr*, 30(3), 202–210.

8 Kahn SE, Deanfield JE, Jeppesen OK, Emerson SS, Boesgaard TW, Colhoun HM, et al.; SELECT Trial Investigators. (2024). 'Effect of semaglutide on regression and progression of glycemia in people with overweight or obesity but without diabetes in the SELECT trial'. *Diabetes Care*, 47(8), 1350–1359.

9 Vilsbøll T, Malecki MT, Sharma P, Thieu VT, Chivukula KK, Kiljanski J (2025). 'HbA1c reduction with tirzepatide in people with type 2 diabetes: The contribution of weight loss assessed by a mediation analysis'. *Diabetes Obes Metab*. Advance online publication.

10 Amaro A, Skolnik NS, Sugimoto D (2022). 'Cardiometabolic risk factors efficacy of semaglutide in the STEP program: Effects on lipid levels'. *Postgraduate Medicine*, 134(Suppl 1), 18–27, table 4.

11 Frias JP, Davies MJ, Rosenstock J, Pérez Manghi FC, Fernández Landó L, Bergman BK, et al. (2021). 'Tirzepatide versus semaglutide once weekly in patients with type 2 diabetes'. *New England Journal of Medicine*, 385(6), 503–515, figure 2.

12 Gómez-Ambrosi J, Catalán V, Rodríguez A, Ramírez B, Silva C, Gil MJ, et al. (2012). 'Increased cardiometabolic risk factors and inflammation in adipose tissue in obese subjects classified as metabolically healthy'. *Diabetes Care*, 35(9), 2103–2111.

13 Einarson TR, Acs A, Ludwig C, Panton UH (2018). 'Prevalence of cardiovascular disease in type 2 diabetes: A systematic literature review of scientific evidence from across the world in 2007–

2017'. *Cardiovascular Diabetology*, 17, 83.

14. Abdullah A, Peeters A, de Courten M, Stoelwinder J (2010). 'The magnitude of association between overweight and obesity and the risk of diabetes: A meta-analysis of prospective cohort studies'. *Diabetes Research and Clinical Practice*, 89(3), 309-319.

15. Sarwar N, Gao P, Seshasai SRK, Gobin R, Kaptoge S, Di Angelantonio E, et al.; Emerging Risk Factors Collaboration. (2010). 'Diabetes mellitus, fasting blood glucose concentration, and risk of vascular disease: A collaborative meta-analysis of 102 prospective studies'. *The Lancet*, 375(9733), 2215-2222.

16. Marso SP, Bain SC, Consoli A, Eliaschewitz FG, Jódar E, Leiter LA, et al. (2016). 'Semaglutide and cardiovascular outcomes in patients with type 2 diabetes'. *New England Journal of Medicine*, 375(19), 1834-1844.

17. Kristensen SL, Rørth R, Jhund PS, Docherty KF, Sattar N, Preiss D, et al. (2019). 'Cardiovascular, mortality, and kidney outcomes with GLP-1 receptor agonists in patients with type 2 diabetes: A systematic review and meta-analysis of cardiovascular outcome trials'. *The Lancet Diabetes & Endocrinology*, 7(10), 776-785.

18. Kosiborod MN, Murphy SA, Lewsey SC, Ferreira JP, Mordi IR, Lam CSP, et al. (2023). 'Effect of semaglutide in people with heart failure and obesity'. *The New England Journal of Medicine*, 389(14), 1321-1334.

19. Oliveira FCB, Bauer EJ, Ribeiro CM, Pereira SA, Beserra BTS, Wajner SM, et al. (2022). 'Liraglutide activates type 2 deiodinase

and enhances $β_3$-adrenergic-induced thermogenesis in mouse adipose tissue'. *Frontiers in Endocrinology*, 12, 803363.

20. Blundell JE, et al. (2017). 'Effects of once-weekly semaglutide on appetite, energy intake, control of eating, and food preference in subjects with obesity'. *Diabetes, Obesity and Metabolism*, 19(9), 1242–1251.

21. Bahrami S, Steinberg WM, Yan A, Mehta R, Deng L, Capel F (2023). 'Tirzepatide reduces appetite, energy intake, and fat mass in people with type 2 diabetes'. *Diabetes Care*, 46(5), 998–1008.

22. Kastin AJ, Akerstrom V, Pan W (2002). 'Entry of exendin-4 into brain is rapid but limited'. *American Journal of Physiology-Endocrinology and Metabolism*, 283(3), E643–E649.

23. Secher A, Jelsing J, Baquero AF, Hecksher-Sørensen J, Cowley MA, Dalbøge LS, et al. (2014). 'The arcuate nucleus mediates GLP-1 receptor agonist liraglutide-dependent weight loss'. *The Journal of Clinical Investigation*, 124(10), 4473–4488.

24. Eren-Yazicioğlu CY, Yigit A, Dogruoz RE, Yapici-Eser H (2021). 'Can GLP-1 be a target for reward system-related disorders? A qualitative synthesis and systematic review analysis of studies on palatable food, drugs of abuse, and alcohol'. *Frontiers in Behavioral Neuroscience*, 14, 614884.

25. Khan R, Doty RL (2025). 'GLP-1 receptor agonists significantly impair taste function'. *Physiology & Behavior*, 291, 114793.

26. Farr OM, Upadhyay J, Rutagengwa C, DiPrisco B, Ranta Z, et al. (2016). 'GLP-1 receptors exist in the parietal cortex,

hypothalamus, and medulla of human brains and the GLP-1 analogue liraglutide alters brain activity related to highly desirable food cues in individuals with diabetes: A crossover, randomized, placebo-controlled trial'. *Diabetologia*.

27 van Can J, Sloth B, Jensen CB, Flint A, Blaak EE, Saris WHM, et al. (2014). 'Effects of the once-daily GLP-1 analog liraglutide on gastric emptying, glycemic parameters, appetite and energy metabolism in obese, non-diabetic adults'. *International Journal of Obesity*, 38, 784-793.

28 Otsuka R, Tamakoshi K, Yatsuya H, Murata C, Sekiya A, Wada K, et al. (2006). 'Eating fast leads to obesity: Findings based on self-administered questionnaires among middle-aged Japanese men and women'. *Journal of Epidemiology*, 16(3), 117-124.

29 Camilleri M, Acosta A, Busciglio I, Burke C, Musazadeh M, Ather M, et al. (2017). 'Effects of liraglutide on weight, satiation, and gastric functions in obesity: A randomised, placebo-controlled pilot trial'. *The Lancet Gastroenterology & Hepatology*, 2(11), 890–899.

30 Kovoor, J., Freedman, M., Gurram, K., & Kamal, A. (2024, October 31). "GLP-1RA use prolongs gastric transit time during video capsule endoscopy". 《Healio》.

31 Friedrichsen M, Breitschaft A, Tadayon S, Wizert A, Skovgaard D, Jensen C (2020). 'The effect of semaglutide 2.4 mg once weekly on energy intake, appetite, control of eating, and gastric emptying in adults with obesity'. *Diabetes, Obesity and Metabolism*, 22(11), 2078-2086.

32. Urva S, O'Farrell L, Du Y, Loh MT, Hemingway A, Qu H, et al. (2023). 'The novel GIP, GLP-1 and glucagon receptor agonist retatrutide delays gastric emptying'. *Diabetes, Obesity and Metabolism*, 25(9), 2784–2788.

33. Wilding JPH, Batterham RL, Calanna S, Davies M, Van Gaal LF, Lingvay I, et al. (2021). 'Semaglutide 2.4 mg once weekly in adults with overweight or obesity (STEP 1): A randomised, double-blind, placebo-controlled, phase 3 trial'. *The Lancet*, 397(10278), 971–984.

34. Jastreboff AM, Aronne LJ, Ahmad NN, Wharton S, Connery L, Alves B, et al.; SURMOUNT-1 Investigators. (2022). 'Tirzepatide once weekly for the treatment of obesity'. *New England Journal of Medicine*, 387(3), 205–216.

35. Best JH, Hoogwerf BJ, Herman WH, Pelletier EM, Husain M, Rosenstock J (2018). 'Exenatide once weekly added to insulin glargine significantly increases the proportion of patients reaching HbA1c <7%: The DURATION-7 trial'. *Diabetes, Obesity and Metabolism*, 20(6), 1515–1524.

36. Buse JB, Rosenstock J, Sesti G, Schmidt WE, Montanya E, Brett JH, et al.; LEAD-6 Study Group. (2009). 'Liraglutide once a day versus exenatide twice a day for type 2 diabetes: A 26-week randomised, parallel-group, multinational, open-label trial (LEAD-6)'. *The Lancet*, 374(9683), 39–47.

37. Jensterle M, Rizzo M, Haluzík M, Janež A (2022). 'Efficacy of GLP-1 RA approved for weight management in patients with

or without diabetes: A narrative review'. *Adv Ther*, 39(6), 2452–2467.

38 Liutkus J, Rosas Guzman J, Norwood P, Pop L, Northrup J, Cao D, et al. (2010). 'A placebo-controlled trial of exenatide twice-daily added to thiazolidinediones alone or in combination with metformin'. *Diabetes Obes Metab*, 12(12), 1058–1065.

39 Jensterle M, Pirš B, Goričar K, Dolžan V, Janež A (2022). 'Genetic variation in GLP1 receptor is associated with interindividual differences in weight lowering potential of liraglutide in obese women with PCOS'. *Endocrine Abstracts*, 77, EP590.

40 Wilding JPH, Batterham RL, Calanna S, Davies M, Hollander P, Lingvay I, et al. (2021). 'Once-weekly semaglutide in adults with overweight or obesity'. *New England Journal of Medicine*, 384(11), 989–1002.

41 Benowitz NL, Lessov-Schlaggar CN, Swan GE, Jacob P (1992). 'Menstrual cycle effects on caffeine elimination in the human female'. *European Journal of Clinical Pharmacology*, 43(6), 543–546.

42 Nagata K, Ishitobi K, Yamamoto Y, Ikeda T, Hori S, Matsumoto Y, et al. (1997). 'Increased theophylline metabolism in the menstrual phase of healthy women'. *Journal of Allergy and Clinical Immunology*, 100(1), 39–43.

43 Hurtado MD, Tama E, Fansa S, Ghusn W, Anazco D, Acosta A, et al. (2024). 'Weight loss response to semaglutide in postmenopausal women with and without hormone therapy

use'. *Menopause*, 31(4), 266-274.

44 Hankonen N, Absetz P, Ghisletta P, Renner B, Uutela A (2010). 'Gender differences in social cognitive determinants of exercise adopti. 'Gender differences in social cognitive determinants of exercise adoption'. *Psychology & Health*, 25(1), 55-69.

45 Kataoka Y, Kitahara S, Funabashi S, et al. (2024) 'Glucagon-like peptide-1 analogues and delipidation of coronary atheroma in statin-treated type 2 diabetic patients with coronary artery disease: The prespecified subanalysis of the OPTIMAL randomized clinical trial'. *Atherosclerosis Plus*, 56, 1-6.

46 Heinitz S, Hollstein T, Ando T, Walter M, Basolo A, Krakoff J, et al. (2020). 'Early adaptive thermogenesis is a determinant of weight loss after six weeks of caloric restriction in overweight subjects'. *Metabolism*, 110, 154303.

47 Færch LH, Ørtoft SH, Iepsen EW, Svanholm JR, Christensen JS, Pedersen SD, et al. (2024). 'Real-world use of semaglutide for weight management: Patient characteristics and dose titration in a Danish cohort'. *Obesity*, 32(5), 435-443.

48 Gradel AKJ, Porsgaard T, Lykkesfeldt J, Seested T, Gram-Nielsen S, Kristensen NR, et al. (2018). 'Factors affecting the absorption of subcutaneously administered insulin: Effect on variability'. *J Diabetes Res*, 2018, 1205121.

49 Cohen, J. P. (2024, July 11). "Study shows 85% of patients discontinue GLP-1s for weight loss after 2 years". 《Forbes》.

50 Pi-Sunyer X, Astrup A, Fujioka K, Greenway F, Halpern A,

Krempf M, et al. (2015). 'A randomized, controlled trial of 3.0 mg of liraglutide in weight management'. *New England Journal of Medicine*, 373(1), 11-22.

51 Wharton S, Calanna S, Davies M, Dicker D, Goldman B, Lingvay I, et al. (2022). 'Gastrointestinal tolerability of once-weekly semaglutide 2.4mg in adults with overweight or obesity, and the relationship between gastrointestinal adverse events and weight loss'. *Diabetes, Obesity and Metabolism*, 24(1), 94-105.

52 Wadden TA, Chao AM, Machineni S, Kushner R, Ard J, Srivastava G, et al. (2023). 'Tirzepatide after intensive lifestyle intervention in adults with overweight or obesity: the SURMOUNT-3 phase 3 trial'. *Nature Medicine*, 29(11), 2909-2918. Erratum in: *Nature Medicine*, 30(6), 1784 (2024).

53 Jensterle M, Ferjan S, Lezaic L, Socan A, Zaletel K, Janez A (2022). 'Once-weekly semaglutide delays late-phase gastric emptying of a solid meal in obese women with PCOS'. *Diabetes, Obesity and Metabolism*, 24(3), 754-762.

54 Brooks, M. (2024, January 10). "Low rate of aspiration with GLP-1s during upper GI endoscopy". 《Medscape》. https://www.medscape.com/viewarticle/low-rate-aspiration-GLP-1s-during-upper-gi-endoscopy-2024a10000mi

55 Wharton S, Calanna S, Davies M, Dicker D, Goldman B, Lingvay I, et al. (2022). 'Gastrointestinal tolerability of once-weekly semaglutide 2.4 mg in adults with overweight or obesity, and the relationship between gastrointestinal adverse events and weight

loss: A pooled analysis of STEP 1–3 trials'. *Diabetes, Obesity and Metabolism*, 24(1), 94–105.

56. He L, Wang J, Ping F, Yang N, Huang J, Li W, et al. (2022). 'Association of GLP-1 receptor agonist use with risk of gallbladder and biliary diseases: A systematic review and meta-analysis of randomized clinical trials'. *JAMA Internal Medicine*, 182(5), 345–352.

57. Yakubov S, Tin K, So EP, Hodorski DO, Kardhoyasian K, Tsirlin Y, et al. (2015). 'Glucagon-like peptide-1 receptor agonists, dipeptidyl peptidase-4 inhibitors, and risk of acute pancreatitis: A meta-analysis of randomized clinical trials and review of literature'. *The American Journal of Gastroenterology*, 110(S10), S10.

58. Shor R, Mihalache A, Noori A, Lam S, Campbell RJ, Gandhi S (2025). 'Association between GLP-1 receptor agonist use and risk of neovascular age-related macular degeneration in older adults with diabetes: A population-based cohort study in Ontario, Canada'. *JAMA Ophthalmology*. Advance online publication.

59. Grauslund J, Abou Taha A, Molander LD, Kawasaki R, Möller S, Højlund K, et al. (2024). 'Once-weekly semaglutide doubles the five-year risk of nonarteritic anterior ischemic optic neuropathy in a Danish cohort of 424,152 persons with type 2 diabetes'. *International Journal of Retina and Vitreous*, 10(1), Article 97.

60. Park, A. (2025, March 17). "Weight-loss drugs like Wegovy are linked to hair loss". 《Time》.

61 Sodhi M, Rezaeianzadeh R, Kezouh A, Etminan M (2025). 'Risk of hair loss with semaglutide for weight loss' [Preprint]. medRxiv.

62 Coombs, B. (2024, April 24). "Senate launches investigation into high prices of Ozempic and Wegovy in the US". 《CNBC》.

63 이정아. (2024, September 30). "'꿈의 비만약' 위고비 2주뒤 출시… 공급가 4주에 37만원대". 《조선비즈》. https://www.chosun.com/economy/science/2024/09/30/7CDY4GW4KUJZZPJ7TVQJZTULCM/

64 Hristakeva S, Liaukonyte J, Feler L (2024, December 27). 'The no-hunger games: How GLP-1 medication adoption is changing consumer food purchases'. Cornell University S.C. Johnson College of Business. SSRN.

65 NewKerala. (2024, June 17). "Lowest income class food expenses rise 40% in South Korea". 《NewKerala》. https://www.newkerala.com/news/o/lowest-income-class-food-expenses-rise-40-south-korea-267

66 Tysoe O (2025). 'Muscle mass loss during GLP-1 receptor agonist therapy prevented with GDF8 and activin A blockade'. *Nature Reviews Endocrinology*, 21, 458.

67 Boots CA, Stephenson MD, Schust DJ (2004). 'Obesity is associated with increased risk of first-trimester and recurrent miscarriage: A matched case-control study'. *Human Reproduction*, 19(10), 2435–2438.

68 Muller DRP, Stenvers DJ, Malekzadeh A, Holleman F, Painter RC, Siegelaar SE (2023). 'Effects of GLP-1 agonists and SGLT2

inhibitors during pregnancy and lactation on offspring outcomes: A systematic review of the evidence'. *Front Endocrinol (Lausanne)*, 14, 1215356.

69 U.S. Food and Drug Administration. (2021). 'Pharmacology review(s): NDA 215256, semaglutide (Wegovy) nonclinical evaluation' [Review document]. https://www.accessdata.fda.gov/drugsatfda_docs/nda/2021/215256Orig1s000PharmR.pdf

70 U.S. Food and Drug Administration. (2021). 'Pharmacology review(s): NDA 215256, semaglutide (Wegovy) nonclinical evaluation' [Review document]. https://www.accessdata.fda.gov/drugsatfda_docs/nda/2021/215256Orig1s000PharmR.pdf

71 Wilding JPH, Batterham RL, Calanna S, Davies M, Van Gaal LF, Lingvay I, et al. (2022). 'Once-weekly semaglutide in adults with overweight or obesity — the STEP 1 extension trial'. *Nature Medicine*, 28(4), 709–718.

72 Davies MJ, Bergenstal R, Bode B, Kushner RF, Lewin A, Skjøth TV, et al.; STEP 4 Investigators. (2021). 'Effect of continued weekly subcutaneous semaglutide vs placebo on weight loss maintenance in adults with overweight or obesity: The STEP 4 randomized clinical trial'. *JAMA*, 325(14), 1414–1425.

73 Cai X, Ji L (2025). 'Weight regain and trajectory after discontinuation of anti-obesity medications: A systematic review and meta-analysis'. *BMC Medicine*, 23, Article 64.

74 Ryan DH, Lingvay I, Colhoun HM, Deanfield JE, Emerson SS, Kahn SE, et al.; SELECT Investigators. (2024). 'Semaglutide and

long-term weight loss in adults with overweight or obesity and cardiovascular disease (SELECT): A randomised, double-blind, placebo-controlled trial'. *Nature Medicine*, 30(7), 1821–1830.

75 Bartelt K, Mast C, Deckert J, Gracianette M, Joyce B (2024, January 23). 'Many patients maintain weight loss a year after stopping semaglutide and liraglutide' [Report]. Epic Research.

76 Gudbergsen H, Embla ApS, European Congress on Obesity (2024, May). 'Effect of gradual tapering of semaglutide combined with lifestyle intervention on weight maintenance in obesity program participants' [Conference abstract]. European Congress on Obesity, Venice, Italy.

77 Paddu A, Srivastava G, et al. (2024). 'Weight maintenance on cost-effective anti-obesity medications after 1 year of GLP-1 receptor agonist therapy: A real-world study'. *Obesity*. Advance online publication.

78 Janus C, Lundgren JR, Jensen S, Olsen LM, Juhl CR, Blond MB, et al. (2020). 'Superior effect of 1-year treatment with GLP-1 receptor agonist and exercise on weight loss maintenance and body composition after a very low-calorie diet: The S-LITE randomized trial'. *Diabetes*, 69(Supplement_1), 139-OR.

79 Jensen SBK, Sørensen V, Sandsdal RM, Lehmann EW, Lundgren JR, Juhl CR, et al. (2024). 'Bone health after exercise alone, GLP-1 receptor agonist treatment, or combination treatment: A secondary analysis of a randomized clinical trial'. *JAMA Network Open*, 7(6), e2416775.

80 Dunstan DW, Barr ELM, Healy GN, Salmon J, Shaw JE, Balkau B, et al. (2010). 'Television viewing time and mortality: The Australian Diabetes, Obesity and Lifestyle Study (AusDiab)'. *Circulation*, 121(3), 384–391.

81 Winzeler B, Sailer CO, Coynel D, Zanchi D, Vogt DR, Urwyler SA, et al. (2021). 'A randomized controlled trial of the GLP-1 receptor agonist dulaglutide in primary polydipsia'. *Journal of Clinical Investigation*, 131(20), e151800.

82 Bray GA, Ryan DH (2005). 'Dietary treatment of obesity'. In *Endotext*. MDText.com, Inc. https://www.ncbi.nlm.nih.gov/books/NBK278991/

83 Maeda, Y. K., Uemura, J., & Maeda, K. M. (2024). 'Enhanced protein intake on maintaining muscle mass, strength, and physical function in adults with overweight or obesity: A systematic review and meta-analysis'. *Nutrition Research Reviews*. Advance online publication.

84 Dulloo AG, Jacquet J, Montani JP (2018). 'How dieting makes some fatter: From a perspective of human body composition autoregulation'. *European Journal of Clinical Nutrition*, 72(9), 1270–1282.

85 He L, Wang J, Ping F, Yang N, Huang J, Li Y, et al. (2022). 'Association of glucagon-like peptide-1 receptor agonist use with risk of gallbladder and biliary diseases: A systematic review and meta-analysis of randomized clinical trials'. *JAMA Internal Medicine*, 182(5), 513–519.

86. Kuwata H, Yabe D, Iwasaki M, Shimizu S, Minami K, Seino S, et al. (2016). 'Meal sequence and glucose excursion, gastric emptying and incretin secretion in type 2 diabetes: A randomised, controlled crossover, exploratory trial'. *Diabetologia*, 59(3), 453–461.

87. Aronne LJ, et al. (2015). 'Impact of food order on postprandial glucose and insulin in type 2 diabetes: A randomized crossover trial'. *Diabetes Care*, 38(7), e98.

88. Sardeli AV, Komatsu TR, Mori MA, Gáspari AF, Chacon-Mikahil MPT (2018). 'Resistance training prevents muscle loss induced by caloric restriction in obese elderly individuals: A systematic review and meta-analysis'. *Nutrients*, 10(4), 423.

89. Knop FK, Aroda VR, do Vale RD, Holst-Hansen T, Laursen PN, Rosenstock J, et al.; OASIS 1 Investigators. (2023). 'Oral semaglutide 50 mg taken once per day in adults with overweight or obesity (OASIS 1): A randomised, double-blind, placebo-controlled, phase 3 trial'. *The Lancet*, 402(10403), 705–719.

90. Rosenstock J, Hsia S, Nevarez Ruiz L, Eyde S, Cox D, Wu WS, et al.; ACHIEVE-1 Trial Investigators. (2025). 'Orforglipron, an oral small-molecule GLP-1 receptor agonist, in early type 2 diabetes'. *New England Journal of Medicine*. Advance online publication.

91. Amgen. (2024, November 26). "Amgen announces robust weight loss with MariTide in people living with obesity or overweight at 52 weeks in a phase 2 study". 《Amgen》. https://www.amgen.

com/newsroom/press-releases/2024/11/amgen-announces-robust-weight-loss-with-maritide-in-people-living-with-obesity-or-overweight-at-52-weeks-in-a-phase-2-study

92 Perkovic V, Toto R, Agarwal R, Bakris G, Bull S, Cannon CP, et al. (2024). 'Semaglutide and kidney outcomes in patients with type 2 diabetes and chronic kidney disease'. *The New England Journal of Medicine*, 390(23), 2115–2126.

93 Loomba R, Friedman SL, Shulman GI (2021). 'Mechanisms and disease consequences of nonalcoholic fatty liver disease'. *Cell*, 184(10), 2537–2564.

94 Newsome PN, Buchholtz K, Cusi K, Linder M, Okanoue T, Ratziu V, et al.; Semaglutide NASH Clinical Study Group. (2021). 'A placebo-controlled trial of subcutaneous semaglutide in nonalcoholic steatohepatitis'. *New England Journal of Medicine*, 384(12), 1113–1124.

95 McClean PL, Parthsarathy V, Faivre E, Hölscher C (2011). 'The diabetes drug liraglutide prevents degenerative processes in a mouse model of Alzheimer's disease'. *The Journal of Neuroscience*, 31(17), 6587–6594.

96 Hölscher C (2020). 'Potential role of glucagon-like peptide-1 (GLP-1) in neuroprotection and treatment of Parkinson's disease'. *Neuropharmacology*, 164, 107938.

97 Schernhammer ES, Hansen J, Rugbjerg K, Wermuth L, Ritz B (2011). 'Diabetes and risk of Parkinson's disease'. *Diabetes Care*, 34(4), 910–915.

98 Oezer ND, Abdin A, Almarhoun M, Sari A, Ergul A (2023). 'Lixisenatide improves neurovascular unit integrity and function in diabetic retinopathy'. *International Journal of Molecular Sciences*, 24(16), 12664.

99 Lawrence ECN, Guo M, Schwartz TD, Wu J, Lu J, Nikonov S, et al. (2023). 'Topical and systemic GLP-1R agonist administration both rescue retinal ganglion cells in hypertensive glaucoma'. *Frontiers in Cellular Neuroscience*, 17, 1156829.

100 Cahill KN, Bernard GR, Peebles RS, Niswender K, Vanderbilt University Medical Center Asthma Research Group (2025). 'Glucagon-like peptide-1 receptor agonist in the treatment of adult, obesity-related, symptomatic asthma (GATA-3)' [Clinical trial protocol]. ClinicalTrials.gov. NCT05254314.

101 Brunchman A, Thompson M, Fink-Jensen A (2019). 'Glucagon-like peptide-1 receptor agonists and their effects on substance use disorder-related behaviors: A systematic review'. *Physiology & Behavior*, 206, 104–120.

102 이지현, 송영찬. (2025, July 24). "반년새 1000억 '위고비 돌풍'…내달 더 센 '마운자로' 상륙". 《한국경제》. https://www.hankyung.com/article/2025072403921

103 약사공론. (2025, February 10). "평균적인 GLP-1 사용자란 없다". 《약사공론》. https://www.kpanews.co.kr/article/show.asp?idx=257050&category=D

104 Al-Shakhshir S, Badran E, Alsharideh F, et al. (2023). 'A comparison of GLP-1 receptor agonists on weight change, side effects, and quality of life in Kuwait'. *Diabetes, Metabolic Syndrome and Obesity: Targets and Therapy*, 16, 3477–3487.

105 World Health Organization. (2000). *The Asia-Pacific perspective: Redefining obesity and its treatment*. World Health Organization Regional Office for the Western Pacific.

106 Marx N, Husain M, Lehrke M, Verma S, Sattar N (2022). 'GLP-1 receptor agonists for the reduction of atherosclerotic cardiovascular risk in patients with type 2 diabetes'. *Circulation*, 146(24), 1882–1894.

107 Escobar S-N (2024). *Easy Nutrition Guide to Lose Weight on Semaglutide: Wegovy and Ozempic (Enhancing GLP-1 Weight Loss Through Nutrition Optimization)*. Great Life Nutrition, pp.52–53.

108 Hazan S, Borody T, Ellsworth S (2020). *Let's Talk Shit: Disease, Digestion and Fecal Transplants*. Ventura Breeze Press.; 2023 한국어판 『똥이 약이다: 대장 건강부터 대변 이식까지』 (이성민 역). 히포크라테스, pp.82–106.

109 Burke LE, Wang J, Sevick MA (2012). 'Using mHealth technology to enhance self-monitoring for weight loss: A randomized trial'. *American Journal of Preventive Medicine*, 43(1), 20–26.

110 Vuorinen AL, Helander E, Pietilä J, Korhonen I (2021). 'Frequency of self-weighing and weight change: Cohort study with 10,000 smart scale users'. *Journal of Medical Internet Research*, 23(6), e25529.

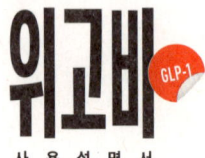

성공적인 다이어트를 위한
위고비 GLP-1
사용설명서

© 이성민, 2025. Printed in Seoul, Korea

초판 1쇄 찍은날	2025년 8월 28일
초판 1쇄 펴낸날	2025년 9월 15일
지은이	이성민
펴낸이	한성봉
편집	김선형
콘텐츠제작	안상준
디자인	최세정
마케팅	오주형·박민지·이예지
경영지원	국지연·송인경
펴낸곳	히포크라테스
등록	2022년 10월 5일 제2022-000102호
주소	서울 중구 필동로8길 73 [예장동 1-42] 동아시아빌딩
페이스북	www.facebook.com/dongasiabooks
전자우편	dongasiabook@naver.com
블로그	blog.naver.com/dongasiabook
인스타그램	www.instagram.com/dongasiabook
전화	02) 757-9724, 5
팩스	02) 757-9726
ISBN	979-11-93690-15-4 13510

※ 히포크라테스는 동아시아 출판사의 의치약·생명과학 브랜드입니다.
※ 잘못된 책은 구입하신 서점에서 바꿔드립니다.

만든 사람들
편집	김선형·전인수
크로스 교열	안상준
디자인	페이퍼컷 장상호